Levon Ambarzumjan

Können Roboter den Fachkräftemangel in der Pflege überbrücken?

Bibliografische Information der Deutschen Nationalbibliothek:

Die Deutsche Nationalbibliothek verzeichnet diese Publikation in der Deutschen Nationalbibliografie; detaillierte bibliografische Daten sind im Internet über http://dnb.d-nb.de abrufbar.

Impressum:

Copyright © Science Factory 2019

Ein Imprint der GRIN Publishing GmbH, München

Druck und Bindung: Books on Demand GmbH, Norderstedt, Germany

Covergestaltung: GRIN Publishing GmbH

Inhaltsverzeichnis

Abkürzungsverzeichnis V

Abbildungsverzeichnis VI

Tabellenverzeichnis VII

1 Einleitung 1

2 Pflegenotstand in Deutschland 3

    2.1 Entwicklung und aktueller Stand 3

3 Ursachen für den Fachkräftemangel 6

    3.1 Demografischer Wandel 6

    3.2 Nachwuchskräftemangel 9

    3.3 Belastungsfaktoren im Pflegeberuf 11

4 Bisherige Bewältigungsstrategien gegen den Fachkräftemangels in der Pflege. 15

    4.1 Import ausländischer Pflegekräfte 15

    4.2 Akademisierung der Pflege-Ausbildung 17

5 Chancen durch die Robotik 20

    5.1 Problemstellung 20

    5.2 Entstehung und Entwicklung von Robotern 21

6 Arten von Roboter 23

    6.1 Serviceroboter 23

    6.2 Pflegeroboter 24

7 Aktueller Entwicklungsstand 27

    7.1 Roboter als Dienstleister 27

    7.2 Mensch-Robotik-Interaktion (MRI) 29

    7.3 Kommunikation und Erscheinungsbild 31

8 Herausforderungen der Pflegerobotik 33

   8.1 Technische Herausforderungen 33

   8.2 Organisatorische Herausforderungen 34

   8.3 Psychologische Herausforderungen 35

   8.4 Ethische Herausforderungen 37

   8.5 Ökonomische Herausforderungen 39

9 Fazit 42

Literaturverzeichnis 44

   Bücher 44

   Sammelwerke 45

   Zeitschriften 45

   Internetquellen 46

   Gesetze 51

Endnotenverzeichnis 52

Abkürzungsverzeichnis

Abb.	Abbildung
BDSG	Bundesdatenschutzgesetz
BRD	Bundesrepublik Deutschland
bzw.	beziehungsweise
ca.	circa
d.h.	das heißt
DKI	Deutsches Krankenhaus Institut
EU	Europäische Union
etc.	et cetera
IFR	International Federation of Robotics
MCI	Mensch-Computer-Interaktion
MMI	Mensch-Maschinen-Interaktion
MRI	Mensch-Robotik-Interaktion
o.g.	oben genannt
PflBG	Pflegeberufgesetz
Std.	Stunden
USA	United States of America
uvm.	und vieles mehr
vgl.	Vergleich
z.B.	zum Beispiel

Abbildungsverzeichnis

Abbildung 1: Projektion der Erwerbstätigen und Erwerbspersonen in der Pflege 5

Abbildung 2: Bevölkerungspyramide - Deutschland 2018 8

Abbildung 3: Bevölkerung in Deutschland 2017 8

Tabellenverzeichnis

Tabelle 1: Pflegebedürftige zum Jahresende 2017 5

1 Einleitung

Seit Langem wird der Mangel an Fachkräften seitens der Politik und der breiten Öffentlichkeit in Deutschland diskutiert. Vor allem im Gesundheitswesen schreitet der Fachkräftemangel ungebremst voran. Aufgrund des demografischen Wandels sowie durch die medizinischen Innovationen wird die Anzahl pflegebedürftiger Menschen dauerhaft steigen. Aktuelle Studien bestätigen, dass es offensichtlich schwerfällt, den wachsenden Fachkräftemangel durch bisherige Bewältigungsstrategien zu stoppen. Eine weitaus positivere Entwicklung ist durch den Fortschritt der Robotik gegeben. Vor allem in der Industrie, aber auch nun vermehrt für den Dienstleistungssektor werden Robotersysteme bereits erfolgreich eingesetzt. Folglich stellt sich die Frage, inwieweit sich die steigende Pflegebedürftigkeit und der wachsende Fachkräftemangel in Zukunft entwickeln und inwiefern Lösungsmöglichkeiten bestehen, moderne Technologie in Form von Pflegerobotik in die direkte Versorgung der Menschen zu integrieren.

Zu Beginn wird der Pflegenotstand in Deutschland erläutert, der in den letzten Jahren häufig Gegenstand zahlreicher politischer Debatten im Wahlkampf, Fernsehen und Medien ist. Hierzu werden zunächst historische Ereignisse aufgearbeitet, die den Notstand im Gesundheitswesen prägten. Anschließend wird die aktuelle Lage des Pflegewesens erörtert und daraufhin werden analytisch berechnete Vorhersagen für die Zukunft getroffen. Ferner werden die Ursachen für den Fachkräftemangel betrachtet und anhand der Themenfelder demografischer Wandel, Nachwuchskräftemangel und typische Belastungsfaktoren des Pflegeberufes näher beleuchtet. Im Anschluss folgt die Analyse und Bewertung traditioneller Bewältigungsstrategien, zu denen der Import ausländischer Pflegekräfte sowie die Akademisierung des Pflegeberufes gehören.

Im weiteren Verlauf wird der Themenbereich der Robotik eingeleitet. Dazu werden anhand einer Problemstellung die Erwartungen an die Pflegerobotik konkretisiert. Nachfolgend werden die Begriffe Roboter und Serviceroboter bzw. Pflegeroboter eingegrenzt und definiert. Der nächste Schritt beschäftigt sich mit der Entwicklung der Pflegerobotik. Folgend werden die Fortschritte aber auch Schwierigkeiten der Pflegeroboter-

Technologie wiedergegeben. Hierfür werden ausschließlich die Fachgebiete Roboter als Dienstleister, die Mensch-Robotik-Interaktion (MRI) sowie die Kommunikation und das Erscheinungsbild in Betracht gezogen.

Schließlich werden die Herausforderungen der Pflegerobotik unter Berücksichtigung der Einflussfaktoren Technik, Organisation aber auch Psychologie und Ethik sowie Ökonomie ausgearbeitet.

Das Fazit fasst den steigenden Pflegebedarf und den daraus resultierenden Fachkräftemangel zusammen. Anschließend werden die Chancen durch Robotik in Form des Einsatzes von Pflegerobotern unter kritischer Betrachtung wiedergegeben. Unter Berücksichtigung ethischer und wirtschaftlicher Argumente folgt letztlich eine Empfehlung für einen vernünftigen und realistischen Einsatz von Pflegerobotern.

2 Pflegenotstand in Deutschland

Der Pflegenotsand ist ein immer wieder auftretendes und weitbekanntes Phänomen in Deutschland. Hierzu wird zu Beginn die historische Entwicklung des Pflegenotstandes aufgearbeitet. Daraufhin werden Fakten und Daten über den aktuellen Ist-Zustand sowie Prognosen für die kommenden 15 Jahre vorgestellt.

2.1 Entwicklung und aktueller Stand

Der Pflegenotstand hat mittlerweile eine Tradition in Deutschland. Der erste dokumentierte Mangel an Pflegekräften entstand in der Bundesrepublik Deutschland schon in den 50er Jahren.[1] Bereits 1957 leitete die Deutsche Krankenhausgesellschaft sogenannte „Maßnahmen zur Entlastung der Krankenschwestern ein". Ausländische Pflegekräfte wurden nach Deutschland importiert und unter der neu geschaffenen Berufsgruppe „Pflegehelfer" eingestellt.[2] Der nächste Mangel an Pflegekräften deutete sich zu Beginn der 80er Jahre hin und traf Deutschland deutlich stärker. Als möglicher Grund wird die nicht ausreichende Anzahl hochqualifizierter Pflegekräfte in der BRD gesehen, auch wenn zuvor die Erwartungen seitens der Politik sehr positiv waren. Der darauffolgende Import neuer Pflegekräfte aus Korea oder Vietnam reichte nicht zur Bewältigung der Situation aus. So wurden 1987 mit der Unterstützung der Politik Überlastungsanzeigen ausgestellt, in dem Arbeitgeber auf potenzielle Schädigungen bzw. Gefährdungen der Patienten, des Unternehmers oder der Beschäftigten durch eine vorliegende Überlastung, z.B. durch personelle Unterbesetzung, hinweisen sollte.[3] Auch Ende der 80er Jahre war der Mangel an Pflegekräften nicht behoben worden. Eine neue Aufnahme ausländischer Pflegekräfte, diesmal vor allem aus dem ehemaligen Jugoslawien, konnte erneut nur kurzfristig einen Erfolg erzielen. Denn nach dem Ende des Krieges, Anfang der 90er, wurden die Meisten aufgefordert, Deutschland innerhalb der nächsten 48 Stunden zu verlassen. Somit wanderten viele dieser in Deutschland integrierten Arbeitskräfte in die Schweiz oder in die USA aus, um den dort auch vorhandenen Personalmangel zu lindern.[4]

Auch heute bleibt die Situation unverändert. Zudem drängt der steigende Leistungs- und Wettbewerbsdruck die Pflegeunternehmen am Rande Ihrer Existenz. Für die Unternehmer gilt es bis heute als Lösung, billige Arbeitskräfte aus dem Ausland anzuwerben um wirtschaftlich bleiben zu können.

Nach einem aktuellen Bericht des Statistischen Bundesamtes fehlen heute in der Bundesrepublik Deutschland rund 150.000 Pflegekräfte. Ferner wird für das Jahr 2030 nach analytischen Modelrechnungen ein Personalmangel in Höhe von bis zu 523.000 prognostiziert. Im folgenden Schaubild wird davon ausgegangen, dass alle erwerbstätigen und erwerbslosen Personen in ihrem höchsten beruflichen Abschluss auch tatsächlich arbeiten bzw. arbeiten würden. Die Differenz zwischen Bedarf und Angebot beschreibt letztendlich die resultierende Höhe des Fachkräftemangels.

Außerdem ist der Gesundheits- und Pflegesektor durch eine weiter veraltende Gesellschaft und einem sich zuspitzenden Anstieg des Pflegebedarfs gekennzeichnet. Das Statistische Bundesamt veranschaulicht in der folgenden Tabelle den rasanten Anstieg der Pflegebedürftigkeit in Deutschland. In nur zwei Jahren stieg die Anzahl der Pflegebedürftigen seit Ende 2015 um insgesamt um 19,4 % an und umfasste Ende 2017 ca. 3,4 Millionen Menschen.

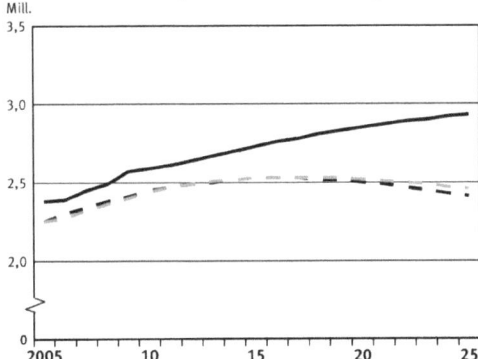

Abbildung 1: Projektion der Erwerbstätigen und Erwerbspersonen in der Pflege[5]

Lfd. Nr.	Alter von ... bis unter ... Jahren	Pflegebedürftige		davon			darunter: weiblich
		insgesamt	Veränderungen zu 2015	zu Hause versorgt	vollstationär in Heimen	mit Pflegegrad 1 und teilstationärer Pflege[3]	
		Anzahl	%	Anzahl			
1	unter 15	113 854	41,4	113 628	225	1	41 200
2	15 – 60	392 969	28,7	355 591	37 360	18	185 031
3	60 – 65	130 707	27,4	106 585	24 108	14	64 080
4	65 – 70	179 253	30,9	145 274	33 935	44	89 951
5	70 – 75	231 292	7,9	185 149	46 065	78	124 634
6	75 – 80	485 239	15,0	380 088	104 934	217	288 213
7	80 – 85	672 001	25,9	510 330	161 307	364	442 813
8	85 – 90	664 772	12,7	469 920	194 508	344	476 865
9	90 und mehr	544 291	14,6	328 297	215 847	147	433 673
10	Insgesamt	3 414 378	19,4	2 594 862	818 289	1 227	2 146 460

Tabelle 1: Pflegebedürftige zum Jahresende 2017[6]

3 Ursachen für den Fachkräftemangel

Unter diesem Kapitel werden nun die Ursachen des Fachkräftemangels im Gesundheitsweisen, speziell im Pflegeberuf behandelt. Dafür werden Themen wie demografischer Wandel, Nachwuchskräftemangel sowie Belastungen im Pflegeberuf untersucht und bewertet.

3.1 Demografischer Wandel

Auch die Folgen des demografischen Wandels sind immer wieder Gegenstand gesellschaftlicher Debatten in Deutschland. Die Politik beschäftigt sich deshalb mit Lösungsansätzen, die die weitreichenden Auswirkungen des demografischen Wandels günstig beeinflussen sollen. Mit dem Begriff demografischer Wandel wird die Veränderung der Zusammensetzung der Altersstruktur einer Gesellschaft bezeichnet.[7] Die Veränderung kann grundsätzlich positive als auch negative Folgen haben, da es entweder eine Zu- oder Abnahme der Bevölkerung beschreibt. Einfluss auf den demografischen Wandel haben die Geburtenrate (Fertilität), die durchschnittliche Lebenserwartung sowie die Zu- und Abwanderung. Diese unterschiedlichen Aspekte stehen stets in einer Wechselwirkung zueinander.[8] Seit 2004 schrumpft zunächst die Bevölkerungsgröße in Deutschland, was nicht zuletzt auf das jahrzehntelange geringe Niveau der Fertilität zurückzuführen ist.[9] Die Fertilität beschäftigt sich mit der Frage, „inwieweit sich [...] Frauengenerationen durch die Geburt von Kindern und unter Berücksichtigung des Sterberisikos in der von ihnen durchlebten Zeit reproduziert haben."[10] Laut dem Bundesinstitut für Bevölkerungsforschung sei die heutige Kinderlosigkeit eine überwiegend freiwillige und individuelle Entscheidung, die allerdings durch soziale Umstände beeinflusst worden ist.[11] Außerdem ist zu berücksichtigen, dass das Alter der Mütter bei der Geburt des ersten Kindes angestiegen ist und sich Paare mit fortschreitendem Alter immer seltener für ein Kind entscheiden. Zwar stieg die Geburtenrate aller Frauen zwischen 2011 und 2018 von 1,36 auf 1,59 an, doch reichen diese Stabilisierungstendenzen nicht aus, um die Fertilitätsrate in Zukunft auf einen notwendigen Wert von über 2,0 zu lenken.[12] Es lässt sich also feststellen, dass „einem wachsenden Anteil Älterer [...] ein schrumpfender Anteil Jüngerer gegenüber steht" und dies habe „Einfluss auf weite Teile der Gesellschaft, auf die Wirtschaft und auf die sozialen Sicherungssysteme".[13]

Die durchschnittliche Lebenserwartung spielt eine wichtige Rolle und hilft den demografischen Wandel in seiner Gesamtheit besser zu verstehen. 1900 betrug die mittlere globale Lebenserwartung 30 Jahre, 2000 lag sie bereits bei 65 Jahren.[14] Der Wirtschaftswissenschaftler Eckart Bomsdorf errechnete, dass jedes vierte Mädchen, welches im Jahr 2016 geboren wurde, 100 Jahre alt werden wird, ebenso wie jeder sechste Junge gleichen Jahrgangs.[15] Diese Abbildung stellt den aktuellen Altersaufbau in Deutschland dar.

Zum Ende des Jahres 2017 lebten rund 82,8 Millionen Menschen in Deutschland. Das sind über zwei Millionen Einwohner mehr als fünf Jahre zuvor. Langfristig wird jedoch ein Rückgang der Bevölkerungszahl erwartet, siehe Abbildung 2.

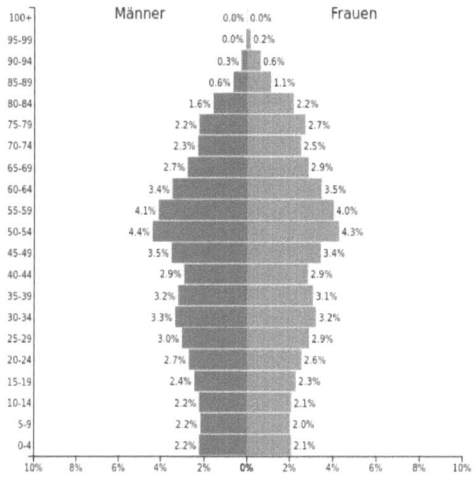

Abbildung 2: Bevölkerungspyramide - Deutschland 2018[16]

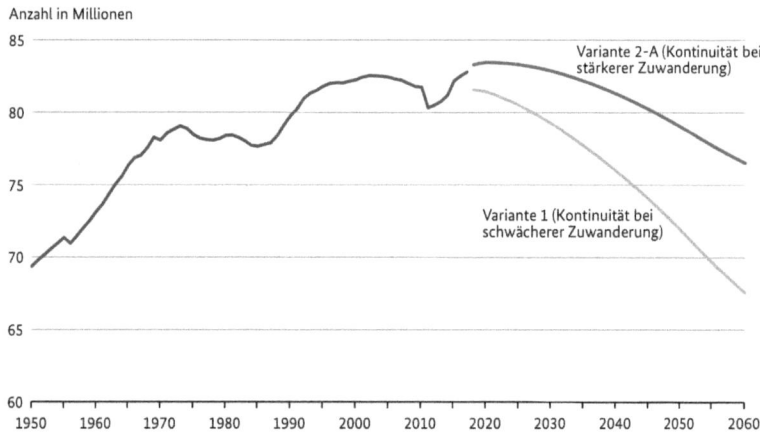

Abbildung 3: Bevölkerung in Deutschland 2017[17]

Für das Jahr 2060 wird also eine voraussichtliche Bevölkerungszahl von nur noch 67 bis 77 Millionen in Deutschland hochgerechnet.

Es lässt sich also feststellen, dass die Relation der Altersgruppen zueinander in Ungleichgewicht steht. Dabei sinkt der Anteil der jüngeren Altersgruppen, während der Anteil der älteren Menschen steigt. Das Durchschnittsalter der Gesellschaft steigt somit an. Nicht nur aufgrund der schwachen Geburtenrate, sondern auch durch die höhere Lebenserwartung der Bevölkerung, die vor allem durch den medizinischen und technischen Fortschritt erreicht werden konnte.

3.2 Nachwuchskräftemangel

Der zuvor erläuternde demografischer Wandel hat selbstverständlich auch Auswirkungen auf die Nachwuchskräfte in der Pflege. Verbunden mit dem negativen Image des Pflegeberufes wird deutlich, dass immer mehr potentielle Bewerber dieser Berufsgruppe ausbleiben werden.[18] Ein zusätzlicher Faktor für den laufenden Ausfall von Nachwuchskräften in der Pflege sind weitaus „attraktivere" Ausbildungsberufe, die in Konkurrenz zu Pflegeberufen stehen.[19]

Es wird offenbar deutlich, unter welchen Umständen die Anzahl eingehender Bewerbungen auf offene Ausbildungsstellen in Pflegeberufen zurückgegangen ist.

Nach einer Studie des Deutschen Krankenhaus Institutes stieg zwischen 2011 und 2016 der Anteil der Krankenhäuser mit Stellensetzungsproblemen in der Pflege auf Normalstationen von 36,9% auf inzwischen 51,4%. Konkret heißt das, dass die Anzahl der nicht besetzten Vollkraftstellen pro Krankenhaus zwischen 2011 und 2016 von 5,6 auf 6,6 Vollkraftstellen pro Krankenhaus angestiegen ist.[20]

Der Zeitpunkt der Berufswahl junger Menschen bzw. von Schüler ist ein weiter grundlegender Aspekt für die Analyse des Nachwuchsmangels in Pflegeberufen. Betrachtet man die Studie „Imagekampagne für Pflegeberufe auf Grundlage empirisch gesicherter Daten" der Universität Bremen von 2009, wird die Auswahl eines Berufs zu Ende der Schulzeit mit der Beratung und Begleitung von Eltern, Lehrern, Freunden und Berufsberatern getroffen.[21]

Im Ergebnisbericht der oben genannten Studie wird klar, dass der Pflegeberuf aufgrund seines Images und der Attraktivität eher zu den „Out-Berufen" zugeordnet wird, zu denen unteranderem die Berufe aus dem Bereich „Müll und Reinigung" und dem Bereich „Verwaltungsberufe" zugehören.[22]

Bei der Befragung der Eltern zeigt sich, dass die Erziehungsberechtigten den Beruf des Alten- und Krankenpflegers viel häufiger als ungeeignet einschätzen als die Schüler selbst. Grundsätzlich ist zu erkennen, dass Berufe die im Zusammenhang mit Schmutz, Dreck oder Blut stehen, auf mehr Ablehnung stoßen als andere Berufsgruppen. In diesem Zusammenhang wird der Beruf des Krankenpflegers oftmals mit dem Beruf des Fleischers und mit Tätigkeiten im Lagerbereich vergleichen, da alle drei Berufsgruppen mit körperlichen Belastungen verbunden sind.[23]

Eine weitere, interessante Untersuchung der Studie beschreibt die Akzeptanz der Schüler zu Vorschlägen der Berufswahl zwischen Eltern und Lehrern. 71,5% der befragten Schüler würden den Empfehlungen der Eltern folgen und nur 36,1% der Schüler würden an der Meinung des Lehrers festhalten. Ferner ist nur für 14,2% der befragten Schüler die Meinung der Eltern unwichtig und für 27,6% der Rat der Lehrer irrelevant.[24] Einen gewaltigen Einfluss auf den Nachwuchsmangel in Pflegeberufen nimmt die Tatsache, dass laut der Studie letztendlich nur 4,4% der Eltern Ihre Kinder zu einer Ausbildung zum Gesundheits- und Krankenpfleger/innen sowie nur 1,5% eine Ausbildung als Altenpfleger/innen empfehlen würden.[25]

Die geringe Ausbildungszahl von Pflegekräften hängt also unmittelbar mit dem negativen Image des Pflegeberufes zusammen. Laut dem Ergebnisbericht der Studie, können positive Veränderungen nur erreicht werden, wenn zum einen der Pflegeberuf attraktiver gestaltet wird, und zum anderen, wenn sehr früh Einfluss auf Eltern und Lehrer genommen wird. Deshalb muss der Ansatz der Beratung bei Eltern, Lehrern, öffentlichen Schulen, Abschlussklassen sowie Berufsberatern beginnen und anschließend an die Schüler weitervermittelt werden.[26]

3.3 Belastungsfaktoren im Pflegeberuf

Dass das Image der Pflegeberufe beschädigt ist und dadurch die Anzahl der Ausbildungen in diesem Berufsfeld trotz Bedarf nicht steigt, wurde im letzten Teil ausführlich behandelt. Unter diesem Unterkapitel werden die Belastungsfaktoren, welche letztendlich auch für das negative Bild der Pflegeberufe mitverantwortlich sind, analysiert.

3.3.1 Physische Belastungsfaktoren und dessen Indikatoren

Zu Anfang werden physischen Belastungen erörtert, zu denen das „Arbeiten im Stehen, Heben und Tragen schwerer Lasten sowie Arbeiten in Zwangshaltung" gehören und in der Pflege deutlich öfter als vom Durchschnitt anderer Berufsgruppen geleistet werden.[27] Bei fehlender Arbeitsorganisation entstehen darüber hinaus unnötige Arbeitsvorgänge und -wege, die den Körper zusätzlich schwächen. Im Wesentlichen belastet die notwendige Lagerung von Patienten den Körper am Stärksten. Im Vergleich wird das „Heben und Tragen von schweren Lasten" von Altenpflegern mehr als dreimal so oft erwartet als von anderen Erwerbstätigen. Auch das „Arbeiten unter Zwangshaltung" kommt bei selber Berufsgruppe zu 44% mehr vor. „Arbeiten im Stehen" liegt im Vergleich bei 91% weit über dem Durchschnitt. Bei den Krankenpflegern sind die körperlichen Anforderungen im Vergleich zu Altenpflegern zwar ein wenig geringer, doch auch diese liegen immer noch weit über dem Durchschnitt.[28] Außerdem ist zu berücksichtigen, dass bei steigendem Alter die Ausführung der körperlichen Tätigkeiten automatisch erschwert wird.

Auch die typischen Hautschäden zählen zu den klassischen körperlichen Belastungen des Pflegeberufes, welche durch die Arbeit im „feuchten Milieu" begründet ist. Schäden an der Haut können durch die Waschung von Patienten oder Reinigungsarbeiten aber auch durch das ständige Desinfizieren der Hände entstehen.[29]

Körperliche Belastungen sind also nicht zu unterschätzen und sollten rechtzeitig behandelt werden, damit sich chronische Erkrankungen oder physischer Stress erst gar nicht entwickeln können.

3.3.2 Psychische Belastungsfaktoren und dessen Indikatoren

Auch die psychischen Rahmenbedingungen für Pflegekräfte sind im Vergleich zu anderen Berufen fast ausschließlich höher. Im Fokus stehen Krankenpfleger, die ca. 66% häufiger mit starkem Termin- und Leistungsdruck aber auch mit Störungen oder Unterbrechungen zu rechnen haben als andere Berufstätige. Knapp Dreiviertel der Krankenpfleger müssen wiederholt verschiedene Arbeiten gleichzeitig betreuen. Mehr als die Hälfte muss „sehr schnell" arbeiten und fast ein Drittel gibt an, oft an der Grenze der Leistungsfähigkeit zu sein. Das sind doppelt so viele als der Durchschnitt aller Erwerbstätigen.[30]

Auch die „geringe" Entlohnung von Pflegekräften wird mittlerweile stark diskutiert. Finanzielle Belastungen werden bekanntermaßen den psychischen Belastungen untergeordnet. Nach einer Langzeitstudie der Hochschule Ravensburg-Weingarten wurde festgestellt, dass die Befragten Mitarbeiter mit ungerechter Bezahlung ein deutlich höheres Risiko tragen, an Stresserkrankungen, Depressionen und Herzproblemen zu leiden als gut entlohnte Mitarbeiter.[31] Dazu wurden in einem Zeitraum von über 8 Jahren 5.600 Arbeitnehmer über eine gerechte Einkommenshöhe befragt. Dabei wurde festgehalten, ob Teilnehmende an Erkrankungen, die in den meisten Fällen im Zusammenhang mit Stress auftreten, litten. Nach Abschluss der Studie war das Ergebnis alarmierend. Das Risiko an Stresskrankheiten zu leiden ist bei Menschen, die Ihr Gehalt als ungerecht kategorisiert haben, um 64% höher als bei den Kollegen, die mit ihrer Bezahlung zufrieden sind.[32]

Die Versorgung von pflegebedürftigen Menschen nimmt in der Regel sehr viel Zeit in Anspruch. Eine Vollzeit-Pflegefachkraft arbeite zwischen acht bis zwölf Stunden pro Dienst. Zudem kommen im Monat durchschnittlich sechs bis acht Nachdienste im selben Zeitumfang hinzu. Auch Dienste an Wochenenden und Feiertagen müssen in die Dienstplanung berücksichtig werden.[33] Rund 45% der Krankenpfleger und 38% der Altenpfleger arbeiten in Schichtarbeit.[34] Diese schränken das Sozialleben bzw. die privaten Freizeit- und Erholungsmöglichkeiten massiv ein. Folglich können sich Unzufriedenheit oder Stress entwickeln, was negativen Einfluss sowohl auf die Arbeit als auch auf das Privatleben nimmt.

Es ist zu erkennen, dass die psychischen Belastungen weitaus komplexer sind, als die klassischen physischen Belastungsfaktoren. Vor allem sind es die ungünstigen Arbeitsbedingungen, die zu seelischen und emotionalen Anstrengungen führen und damit eine allgemeine Unzufriedenheit der Pflegekräften erwirken.

3.3.3 Organisatorische Belastungsfaktoren

Die Arbeit einer Pflegekraft umfasst neben den klassischen pflegerischen Tätigkeiten vor allem auch bürokratische Pflichten, wie die Dokumentation der Pflegesituation eines Patienten. Eine aktuelle Studie der Asklepios Kliniken Hamburg GmbH besagt, dass die Hälfte aller Pflegekräfte aufgrund von Stress häufig oder regelmäßig unter körperlichen Beschwerden leidet, ein Drittel sogar unter psychischen Symptomen.[35] Die Studie stellt außerdem fest, dass der Auslöser von Stress in der auch in der umfangreichen Dokumentation liegt, für die oftmals nicht genug Zeit übrigbleibt. Gerade in ambulanten Pflegediensten belasten am Meisten Bürokratie und Dokumentation.

Eine Dokumentation, in Papierform oder elektronisch, verpflichtet sich ein schlüssiges und aussagefähiges Bild über den Gesundheitszustand eines Patienten aufzuzeigen. Das Dokumentationssystem umfasst alle verwendeten Bestandteile einer Dokumentation. Nach diesem System gelingt es dem Pflegefachpersonal zeitnahe, vollständige und nachvollziehbare Daten der Krankenbeobachtung zu dokumentieren.[36] Die Form und der Umfang einer solchen Dokumentation ist selbstverständlich nachvollziehbar, doch steht diese nicht im Verhältnis zu den pflegerischen Tätigkeiten. Laut der Studie „Auf den Spuren der Zeitdiebe im Krankenhaus: Die wahre Belastung durch Dokumentation an deutschen Akutkrankenhäusern wird unterschätzt" benötigen Pflegekräfte im Schnitt je Dienst und Patientenbild 2,7 Stunden Zeit für die Dokumentation.[37] Das nimmt je nach Dienstlänge knapp ein Drittel der Arbeitszeit in Anspruch. Ist der pflegerische Bedarf teilweise so hoch, dass nicht rechtzeitig mit der Pflegedokumentation beginnen werden kann, fallen automatisch Überstunden an. Diese nicht seltene Form von Zeitdruck schafft unnötige Stresssituationen, die sich sowohl in physische als auch psychische Belastungen äußern können.[38]

Alle Belastungen führen letztendlich zu Stressempfindungen. Stress bedeutet, „dass eine Person im Ungleichgewicht zwischen den Anforderungen der Umwelt, den persönlichen Voraussetzungen, Möglichkeiten, Fähigkeiten und Ressourcen des Individuums steht".[39] Es lässt zwischen aktivem und passivem Stress unterscheiden, wobei aktiver Stress hohe Adrenalinausschüttungen verursacht und zu Herzkreislauferkrankungen führen kann.[40] Bei passivem Stress wird die Cortisolbildung angeregt, im Falle von erhöhten Werten besteht die Gefahr einer Depression und Immunschwäche.[41]

Es wird deutlich, in welchem Umfang Pflegefachkräfte den belastenden Rahmenbedingungen der Pflegeberufe ausgesetzt sind. Leider ist es bis heute nicht gelungen, weder seitens der Politik noch seitens der Arbeitnehmerverbände, eine grundlegende Verbesserung der Arbeitsbedingungen für diese Berufsgruppe zu erzielen.

4 Bisherige Bewältigungsstrategien gegen den Fachkräftemangels in der Pflege

Nachstehend werden zwei konkrete Ansätze aufgezeigt, die als Bewältigungsstrategien zur Lösung des Fachkräftemangels im Gesundheitswesen, speziell aber in der Pflege, dienen. Zunächst scheinen die Methoden plausibel zu sein, doch in der Umsetzung und unter genauerer Beobachtung sind erhebliche Mängel aufzuweisen. Diese Mängel gilt es nun zu erörtern.

4.1 Import ausländischer Pflegekräfte

Die Personalbeschaffung hat grundsätzlich die Aufgabe, dafür Sorge zu tragen, dass ausreichend qualifizierte Mitarbeiter zur Verfügung stehen, damit diese zur richtigen Zeit am richtigen Ort eingeplant werden können.[42] Mittlerweile ist die Beschaffung von Pflegepersonal Alltag in vielen Krankenhäusern oder ambulanten Pflegediensten geworden. Aufgrund des bestehenden Mangels an Pflegepersonal, scheint es aktuell fast unmöglich zu sein, die richtigen Mitarbeiter zu finden.

Notgedrungen entscheiden sich viele Unternehmen aber auch vermehrt Krankenhäuser, Pflegekräfte aus dem Ausland zu rekrutieren. In den letzten fünf Jahren verdoppelte sich die Anzahl ausländischer Pflegekräfte und umfasst heute über 130.000 Menschen.[43] Diese Entwicklung ist vor allem auch durch die Arbeitnehmerfreizügigkeit des EU-Bürgers begründet. Auch die Behörden, wie die Bundesagentur für Arbeit, unterstützen bei der Suche und der Einstellung von ausländischem Pflegepersonal.[44] Alternativ bieten Vermittlungsagenturen gegenüber einer Provisionszahlung Hilfestellung bei der Rekrutierung. Sind die ersten bürokratischen Hindernisse zur Anstellung und Aufenthaltserlaubnis eines ausländischen Personals erstmal überwunden, kann je nach Einsatzgebiet der Pflegekraft eine Nachqualifizierung gefordert werden. Dazu bietet der Anpassungslehrgang der Katholischen Schule für Gesundheits- und Pflegeberufe einen sechsmonatigen Kurs an, bei dem die Theorie und Praxis der Grundpflege aber auch die kommunikativen Fähigkeiten wie Gesprächsführung, Beratung und Schulung erlernt werden. Deutschunterricht und Pflege-Fachvokabular stehen ebenfalls auf dem Stundenplan.[45] Finanziert wird der Kurs über das Förderprogramm „Integration durch Qualifikation", das vom Bundesministerium für Arbeit und Soziales und dem Europäischen Sozialfonds getragen wird.[46]

Es wird deutlich, dass eine Anstellung importierter Pflegekräfte mit einem teilweise langwierigen Prozess verbunden ist. Trotz dessen und bedingt durch den Pflegenotstand in Deutschland reißt der Trend, ausländisches Personal zu rekrutieren, nicht ab. Es stellt sich die Frage, weshalb?

Im Grunde genommen erhofft man sich die offenen Stellen zu besetzen. Ferner wird ein weiterer Vorteil durch die relativ geringen Lohnkosten, der zwar im Ausland qualifizierten aber letztlich ausgebildeten Pflegefachkräften, erwartet.[47] Außerdem sind Menschen aus östlich und südlich geprägte Kulturkreise dafür bekannt, Fürsorglichkeit und Herzlichkeit sowie eine hohe Wertschätzung gegenüber Älteren aber auch Loyalität und Verantwortungsbewusstsein gegenüber Vorgesetzten zu zeigen.

Es gibt Erfolgsgeschichten mit importierten Pflegefachkräften, doch im öffentlichen Diskurs stehen vor allem auch die damit verbundenen Herausforderungen zur Diskussion. Die bürokratischen Hindernisse sind zuvor angeschnitten worden. Nun werden Problemfelder nach einer erfolgreichen Anstellung erörtert. Offensichtlich bestehen auch nach den Teilnahmen an Deutschkurse, Sprachbarrieren oder Verständigungsprobleme nicht unbedingt mit den Mitarbeitern oder Vorgesetzten, sondern vor allem mit den Pflegebedürftigen selbst. Vor allem ältere Generationen stehen gegenüber ausländischem Personal zumindest zu Beginn skeptischer gegenüber als bei „deutschem" Personal. Die Angst nicht verstanden zu werden, ist sehr groß.[48] Vor allem in Krisensituationen, wie einem medizinischen Notfall, ist die Sprachbarriere mit Zeit- und Handlungsdruck verbunden.

Zugleich fallen kulturelle Differenzen nicht nur positiv auf, sondern nehmen teilweise auch negative Folgen mit sich. Beispielsweise können kulturelle Besonderheiten zu Missverständnissen im Rahmen von Diagnostik, Therapie und Pflege auf beiden Seiten führen. Daneben kann ein abweichendes Gesundheits- und Krankheitsverstädnis zu subjektiven Vorbehalten oder gar Diskriminierungen führen. Typische Folgen sind vermehrte Diagnostik, geringe Patientenzufriedenheit und nicht zuletzt höhere Gesundheitskosten. An dieser Stelle profitieren weder Patient, Pflegekraft noch der Unternehmer bzw. das Krankenhaus. Sowohl Sprach- als auch Kulturbarrieren haben somit Einfluss auf die Qualität der Pflege. Die Einstellung von Pflegepersonal sollte letztendlich nicht auf Kosten der Pflegequalität getragen werden.

Inwieweit eine optimale Versorgung der Pflegebedürftigen durch ausländisches Personal erreicht werden kann, ist objektiv gesehen schwer zu beurteilen. Selbstverständlich hilft es zu einem gewissen Maß den wachsenden Pflegenotstand zu verlangsamen. Klar ist aber auch, dass das langfristig gesehen nicht die Lösung sein kann.

4.2 Akademisierung der Pflege-Ausbildung

Innerhalb dieses Themenbereiches wird nun die Bedeutung aber auch die Ursachen für die Akademisierung der Pflege analysiert. Darüber hinaus werden aktuelle Entwicklungen und diverse Kritiken betrachtet.

Mit der Akademisierung der Pflege ist eine Professionalisierung der Anforderungen für die berufliche Pflege gemeint. In anderen Worten ist eine Praxisentwicklung gemeint, die nach McCormack als „(...) kontinuierlicher Prozess, der auf Effektivitätssteigerung in der patientenzentrierten Versorgung abzielt", definiert wird. Es geht also um die „strategische, inhaltliche und wissenschaftliche Steuerung bzw. Weiterentwicklung der patientenorientierten Pflege".[49] Die Anforderungen innerhalb der Pflege sind also in einem ständigen Wandel. Der Bedarf einer Akademisierung der Pflege wird in der Gegenwart durch den demografischen und epidemiologischen Wandel sowie die damit verbundene Zunahme von chronisch kranken und multimorbiden alten Menschen begründet. Auch die zunehmende Kooperation zwischen Medizin und Pflege wird als Ursache angesehen.[50] Seit 2003 bzw. 2004 ist innerhalb der pflegerischen Berufsgesetzte die Möglichkeit geschaffen worden, modellhaft eine hochschulische Pflegeerstausbildung zu erproben. Derzeit existieren ca. über 60 Studiengänge solcher Bachelor-Studiengänge.[51] Mit der Verabschiedung des Pflegeberufgesetztes (PflBG) aus 2017 wurde die hochschulpflegerische Pflegeerstausbildung als Weg zur Berufszulassung erfolgreich verankert.[52]

Nach Betrachtung des Inhaltes der Studiengänge lässt sich eine Vertiefung der im Rahmen der beruflichen Ausbildung angestrebten Kompetenzen mit Fokus auf Wirtschaftswissenschaften als auch eine Verbreitung der Kompetenzen mit Fokus auf institutionelle und gesundheitssystemische Gestaltung erkennen. Um die Praxisnähe der Pflegeberufe nicht zu vernachlässigen, ist eine Kooperation mit Pflegeschulen bis 2031 geregelt worden. Unteranderem ist das Ziel der Akademisierung das Pflegestudium auf eine primärqualifizierende, praxisintegrierende Ausbildung anzuheben, wobei die Hochschulen für die Durchführung des theoretischen und praktischen Unterrichts wie auch die Koordination und Begleitung der praktischen Einsätze zuständig sein sollen.[53] Dazu sind auch Kooperationsvereinbarungen mit diversen Einrichtungen zu vereinbaren.

Nach den ersten Evaluationen wird bestätigt, dass das Studium aus Sicht der Absolventen, Dozenten oder auch Arbeitgeber zu einer Ausweitung der im Rahmen einer beruflichen Ausbildung erworbenen Kompetenzen führt. Absolventen seien nun in der Lage, wissenschaftliche Forschungsergebnisse für die Praxis nutzbar zu machen.[54] Weitere Studien sollen darauf hindeuten, dass mit steigendem Anteil der Pfleger mit Bachelorabschluss die Aufenthaltsdauer in Krankenhäusern, die Mortalitätsrate oder postoperative Komplikationen sinken.[55] Zeitlich sollen Bewertungen der Patienten umso positiver ausfallen, je höher der Anteil an hochschulisch qualifizierten Pflegenden ist. Wenn es nach den genannten Studien geht, ist durch die Einführung eines hochschulischen Qualifikationsniveaus und durch die Nutzung dieser resultierenden Expertise, mit einer Verbesserung der Patientensituation in Deutschland zu rechnen. Die Wirkung und die Folgen auf den Fachkräftemangel in der Pflege scheinen in den Studien nicht behandelt worden zu sein.

Kritiker sind sich einig, dass der Trend der Akademisierung der Pflege den aktuellen Pflegenotstand nur verschärfen wird.[56] Es wird deshalb von einer „Überakademisierung" gesprochen. Sollte eine Hochschulzugangsberechtigung und ein abgeschlossenes Studium zu den neuen Voraussetzungen für das Erlernen und Ausüben von Pflegeberufen gehören, gehe das darauf hinaus, dass sich immer weniger Menschen für den Pflegeberuf entscheiden werden. Unteranderem wird Schulabgängern mit der Mittleren Reife (oder niedriger) die Möglichkeit genommen, einen Pflegeberuf mittels einer „klassischen Ausbildung" zu erlernen. Auch werde der Druck sich ständig fortzubilden, auf diejenigen, die bereits als Pflegekräfte tätig seien, dazu führen, dass viele von ihnen den Beruf aufgeben würden. Die Kammerversammlung der Ärztekammer Westfalen-Lippe argumentiert an der Stelle vergleichbar.[57] Die Akademisierung im Gesundheitswesen habe mittlerweile dazu geführt, dass immer mehr Pflegekräfte administrativ tätig seien und dadurch die direkte Versorgung der Patienten vernachlässigt werde.

In welche Richtung sich die Akademisierung letztendendes entwickelt steht noch offen. Studien und Erfahrungswerte belegen zumindest, dass durch eine hochschulische Qualifikation die Kompetenzen des Pflegeberufes ausgeweitet werden können. Auch die Steigerung der Pflegequalität durch eine wissenschaftliche Herangehensweise oder durch Anwendungen alternativer Lösungsansätze ist selbstverständlich positiv zu bewerten. Ist die Akademisierung der Pflege aber der richtige Ansatz zur Bewältigung des Pflegenotstandes?

Im Gegenteil, durch die Akademisierung wird ein „neues" und „schwer(er) zugängliches" Berufsbild geschaffen, dass sich von klassischen Tätigkeiten des Pflegeberufes distanziert und sich vordergründig auf administrative Aufgaben konzentriert. Es wird an dieser Stelle deutlich, dass auch die Akademisierung von Pflegeberufen nicht als Mittel zur Überwindung des Fachkräftemangel betrachtet werden kann.

5 Chancen durch die Robotik

Mit dem Beginn dieses Kapitels leite ich die Robotik in die Themenbehandlung des Fachkräftemangels ein. Zuvor wurde der Pflegenotstand aber auch der Mangel an Pflegefachkräften erläutert. Dass der Import von ausländischen Pflegekräften keine langfristige Lösung erzielt, ist nicht zuletzt historisch nachgewiesen worden. Auch bei der Akademisierung der Pflege wird deutlich, dass der Personalbedarf letztendlich nur verstärkt wird.

Der technische Fortschritt schreitet in den letzten 20 Jahren rasant voran, auch die Robotik entwickelt sich stetig. Vor allem in der Industrie konnten sich Robotersysteme erfolgreich durchsetzen. In Anbetracht der in Zukunft dramatisch steigenden Pflegebedürftigkeit in Deutschland, ist es an der Zeit, dass auch die Chancen der Robotik im Gesundheitswesen, speziell aber in der Pflege, neu bedacht werden müssen.

5.1 Problemstellung

Der zukünftige Personalmangel in der Pflege und der Betreuung kann nicht ausschließlich durch importiertes Personal ersetzt werden. Zudem ist auch die nicht auszureichende Qualifikation und die dadurch resultierende, mangelnde Qualität ein weiterer Problemfaktor. Die Akademisierung schafft zwar eine Vertiefung der pflegerischen und administrativen Kompetenzen doch wird dadurch nicht mehr Pflegepersonal geschaffen. Durch zusätzliche Stressfaktoren wie körperlich belastende Arbeit oder zeitaufwendige Patientendokumentationen haben Pflegekräfte täglich mit physischen sowie psychischen Belastungen zu kämpfen.

Somit ist die Vorstellung, dass ein Roboter einen Teil der Pflege- und Betreuungsaufgaben übernehmen könnte ohne das Pflegepersonal zu ersetzten, zweifelsfrei zu befürworten. Ist dieser Gedanke nicht der Ansatz für die Lösung des Fachkräftemangels in der Pflege?

Im Folgenden wird deshalb davon ausgegangen, dass die Bedeutsamkeit der Pflegeroboter hinsichtlich der demografischen Entwicklung und des Pflegenotstandes in Deutschland zunehmen wird. Die Pflegerobotik stellt somit eine Möglichkeit dar, die alternde Gesellschaft zu unterstützen, damit Menschen länger selbständig leben können.[58]

5.2 Entstehung und Entwicklung von Robotern

Die Robotik wird als die Wissenschaft über die Entwicklung von Robotern definiert.[59] Karel Čapek prägt in seinem Theaterstück „Rossum Universal Roboter" aus dem Jahre 1920, zum ersten Mal den Begriff Roboter. In der Landessprache des Tschechen bedeutet Roboter „Arbeit". Darunter wird eine Maschine in menschenähnlicher Gestalt verstanden, die anstelle des Menschen arbeitet bzw. Menschen ersetzt.[60] Zu seiner Zeit und nicht zuletzt durch sein Werk war die Vorstellung von Robotern mit Ängsten oder gar einer Bedrohung verbunden. 1942 arbeitete Isaac Asimov an einem positiven Bild von Robotern und entwickelte dazu folgende drei Robotergesetzte:

- „Ein Roboter darf kein menschliches Wesen (wissentlich) verletzen oder durch Untätigkeit (wissentlich) zulassen, dass einem menschlichen Wesen Schaden zugefügt wird.
- Ein Roboter muss, den ihm von einem Menschen gegebenen Befehlen gehorchen – es sei denn, ein solcher Befehl würde mit Regel eins kollidieren.
- Ein Roboter muss seine Existenz beschützen, solange dieser Schutz nicht mit Regel eins oder zwei kollidiert." [61]

Mit den Robotergesetzen stellt Asikov Roboter schließlich als „Freund und Helfer" dar. In den Vorstellungen von Gates, soll der Gedanke an und über Roboter bereits mehrere tausend Jahre zurückliegen.[62] Zumindest „im Reich der Utopie" und „Science-Fiction" bewies die menschliche Vorstellungskraft schon immer ausreichend Phantasie dafür.[63]

Mitte der 50er, zeitgleich mit der Entwicklung der Computer erlebt auch die Robotik einen Aufbruch. Nur eine kurze Zeit später wurden die ersten hydraulisch betriebenen Industrieroboter in den USA vorgestellt und patentiert.[64] Vor allem die Automobilindustrie profitierte mit am Meisten und unterstützte deshalb die Entwicklung der Industrierobotik von Beginn an.[65] Anfang der 70er arbeitete die Waseda-Universität in Tokio an dem ersten, humanoiden Roboter.[66] Damit ist ein hochentwickeltes Maschinenwesen gemeint, dessen Konstruktion sich an die menschlichen

Gestaltung orientiert. Das war die Geburt der Serviceroboter. Im Unterschied zu den Industrierobotern, galt der Einsatz von Servicerobotern für die Erleichterung des Alltages oder der Unterhaltung von Menschen.

6 Arten von Roboter

Im Folgenden werden Industrieroboter und Serviceroboter voneinander unterschieden. Daraufhin folgt die Zuordnung der Pflegeroboter. Abschließend werden die Anforderungen aber auch die Anwendungsgebiete von Robotern für den Einsatz der Pflege diskutiert.

6.1 Serviceroboter

Roboter sind heute in der Industrie nicht mehr wegzudenken. Serviceroboter unterscheiden sich aber grundsätzlich von Industrierobotern. Im Wesentlichen gelten Serviceroboter als anspruchsvoller, speziell in der Sensorik unterscheiden sich beide Robotertypen stark. Die International Federation of Robotics (IFR) definiert Serviceroboter wie folgt:

> „A service robot is a robot that performs useful tasks for humans or equipment excluding industrial automation application."[67]

In einer anderen aber sehr simplen Betrachtung, beschreibt Decker Serviceroboter schlicht als Nicht-Industrieroboter.[68] Alle Roboter, die eben nicht für industrielle Zwecke verwendet werden, sind nach Deckers Definition automatisch Serviceroboter. Im technischen Sinne müssen Serviceroboter nicht unbedingt vollautonom sein. Anders als Industrieroboter, welche nach einem vorgegebenen Ablaufschema funktionieren, sollen Serviceroboter intuitiv handeln, ganz gleich ob voll- oder teilautonom handelnd.[69] Unter Autonomie bei Robotern wird die Fähigkeit ohne Zutun des Menschen zu agieren, verstanden.[70]

Nach der IFR ist außerdem zwischen „personal" und „professional" Serviceroboter zu unterscheiden. Personal Serviceroboter sind für nichtkommerzielle Aufgaben gedacht und sollen von Laien angewendet werden können. Professional Serviceroboter werden hingegen für kommerzielle Zwecke verwendet und grundsätzlich nur von ausgebildetem Personal bedient.[71] Serviceroboter, die zunehmend in der Häuslichkeit eingesetzt werden sollen, sind demnach eher den personal Servicerobotern zuzuordnen. Grund dafür ist die Nutzung durch zumeist ungeschultes Personal in einem häuslichen Umfeld eines Menschen. Andererseits ist der Einsatz von professional Servicerobotern für Krankenhäuser oder ähnlichen

Einrichtungen gedacht, da hier die Anwendungen der Robotik ausschließlich von geschulten Fachkräften gestartet werden können.

6.2 Pflegeroboter

Der Pflegeroboter ist aufgrund seines geplanten Einsatzes, den Servicerobotern zuzuordnen. Anders als bei dem Begriff Serviceroboter, ist aber eine eindeutige Definition für Pflegeroboter nicht gegeben. Van Wynsberghe begründet eine fehlende Definition mit der unterschiedlichen Art und Fähigkeit von Pflegerobotern und letztendlich auch durch das unterschiedliche Äußere. Außerdem seien Pflegeroboter flexibel interpretierbar nach ihren Anwendungsgebieten oder Umfeld, Benutzer oder Anwendungszweck bzw. ihrer Tätigkeit.[72]

Trotz einer fehlenden wissenschaftlichen Definition können Pflegeroboter folgendermaßen umschrieben werden:

> „Pflegeroboter sind Roboter, die in Krankenhäuser, Pflegeeinrichtungen oder in ambulanten Versorgungen eingesetzt werden oder von Pflegekräften bzw. Betreuungs- und Pflegebedürftigen genutzt werden oder lediglich Tätigkeiten ausüben, die die Betreuung und Pflege von kranken, behinderten, oder älteren Menschen vereinfachen soll."[73]

Der Einsatz von Pflegerobotern soll eben nicht nur Pflegepersonal entlasten, sondern auch die Lebens- und Versorgungsqualität von Pflegebedürftigen erhöhen.[74] Einer der grundlegenden Ziele ist es, dass Pflegeroboter in Zukunft ältere Menschen in hohem Maß Unterstützung bieten sollen, damit diese ein möglichst langes und selbständiges Wohnen im eigenen Zuhause erleben können.[75] Pflegeroboter sind deshalb vor allem für den häuslichen und ambulanten Bedarf ausgerichtet. Dazu unterteilen Sharykey & Sharkey Pflegeroboter in assistive, überwachende und begleitende Roboter.[76] Dagegen werden nach Dahl & Boulus Roboter Pflegeroboter nach folgenden Anwendungsarten unterteilt:

- „Telepräsenz- und Begleitroboter
- humanoid Unterhaltungsroboter
- motivierende Sozialroboter
- häusliche Assistenzroboter"[77]

Selbstverständlich bestehen bei allen Robotertypen Überschneidungen in der Zuordnung oder der Funktionsfähigkeiten. Beispielsweise sind für die Unterstützung und Entlastung von Pflegekräften neben Techniken und Anwendungsbereiche der Pflegeassistenzroboter vor allem auch die persönlichen Assistenzroboter notwendig, damit die Pflege- und Hilfsbedürftigen zusätzlich im Alltag unterstützt werden können.

Eine klar definierte Einteilung oder Abgrenzung der unterschiedlichen, bereits existierenden oder zukünftigen Pflegeroboter ist deshalb nicht so einfach. Wie bereits erläutert liegen die Ursache hierfür in den verschiedenen Funktionen, Fähigkeiten sowie im Erscheinungsbild der Pflegeroboter.

Grundsätzlich werden Pflegeroboter in Ihren Fähigkeiten geprüft. Beispielsweise forscht das Universität-Klinikum in Halle unter dem Projekt namens „FORMAT", inwiefern Roboter angestellte Pflegekräfte unterstützen können. Dazu führen Experten aus den Bereichen Pflegewissenschaften, Wirtschaftsinformatik und Medizin diverse Untersuchungen anhand des Einsatzes von Pflegerobotern durch.[78] Die Forscher gehen im Vorfeld davon aus, dass auch hier der Pflegeroboter die Pflegekraft nicht ersetzen, sondern unterstützen soll. Anlässlich des Wissenschaftsjahres 2018 wurde ein ähnlicher Robotertyp namens „Pepper" als technisches Hilfsmittel für Pflegekräfte in Berlin vorgestellt. Die Interaktionen des Pflegeroboters sind noch teilweise sehr begrenzt. Noch kann Pepper keine eigenständigen Gespräche führen, da Dialoge zuvor eingepflegt werden müssen. Zudem erschweren die motorischen Einschränkungen das Greifen und typische Hol- oder Bringdienste. Es scheint so, dass Robotertypen wie Pepper nicht ausreichend in der Pflege eingesetzte werden können, sondern eher für Werbe- und Unterhaltungszwecke gedacht sind.[79]

Auch wenn ein vollfunktionsfähiger Pflegeroboter heute noch nach absoluter Zukunftsmusik klingt, kann in Anbetracht der rasanten Entwicklung der Robotik und der Künstlichen Intelligenz ein vollständiger Einsatz von Pflegerobotern in den nächsten 20 Jahren Realität werden: Ein mechanischer Begleiter, der Personal, Bewohnern und Patienten den Alltag - auch im Pflegeheim – erleichtern wird.

7 Aktueller Entwicklungsstand

Zahlreiche Forschungseinrichtungen, Universitäten oder Unternehmen beschäftigen sich mit der Forschung und Entwicklung von Pflegerobotern. Im Folgenden werden die Unterkapitel, Roboter als Dienstleister, Mensch-Robotik-Interaktion (MRI) sowie Modalität und Erscheinungsbild untersucht.

7.1 Roboter als Dienstleister

Nach Stampfl werden Serviceroboter entwickelt um Dienstleistungen für und am Menschen zu verrichten.[80] Analog argumentiert Decker, dass Serviceroboter Dienstleistungen in der menschlichen Umgebung ausführen oder direkt mit dem Menschen in Interkation treten sollen.[81]

Die Vielzahl von Pflegeroboter-Prototypen kann sich bereits theoretisch sehen lassen. In den Meisten Fällen steht die Umsetzung in die Praxis noch aus.[82] Zudem veröffentlichen die unterschiedlichen Entwickler aus nachvollziehbaren Gründen sehr wenige Informationen, Forschungsergebnisse oder lediglich Kenntnisse, um die Wettbewerbsfähigkeit der Unternehmer bzw. Institutionen nicht zu gefährden.

Bislang galt der Forschungsschwerpunkt in Bezug auf Serviceroboter bzw. Pflegeroboter der technischen Entwicklung. Im Zuge des Voranschreiten der künstlichen Intelligenz rückt die Schnittstelle zwischen Roboter und dem Menschen (MRI) immer mehr in das Blickfeld der Forschung.[83] Auch wenn die MRI ein recht junges Forschungsgebiet ist, gewinnt diese Disziplin durch den fortschreitenden Einsatz der Servicerobotik mit unerfahrenen Nutzern immer mehr an Bedeutung. Ziel ist es, dass Roboter in Zukunft dazu fähig sein sollten, Menschen zu verstehen. Im Gegensatz dazu sollte der Mensch in der Lage sein, das Verhalten der Roboter zu verstehen bzw. beurteilen zu können. Die Frage, weshalb Roboter anders auf eine Situation reagieren als Menschen, rückt dabei in den Vordergrund der Forschung. Die Thematik der Mensch-Robotik-Interkation wird im Kapitel 7.2 näher beleuchtet.

Auch die Flexibilität von Servicerobotern, die eine Anpassung an jeweilige Umgebung sowie eine situationsbedingte Funktionsanwendung ermöglichen soll, ist ein großes Entwicklungsproblem. Auf vorbestimmte Situationen oder Umgebungen sind Roboter mittlerweile geschult, doch liegt die Schwierigkeit darin, Roboter auf unberechenbare Situationen einzustellen. Dies setzt eine immerwährende Neuorientierung in der alltäglichen Umgebung voraus.

Zusätzlich erschweren die hohen Forschungs- und Entwicklungskosten sowie die hohen Sicherheitsanforderungen der Technik die Forschungsarbeiten. Die Unterschiede zwischen Industrie- und Servicerobotern erklären, weshalb Pflegeroboter aktuell noch in der Forschungs- und Entwicklungsphase stehen und für den alltäglichen Gebrauch nicht ganz so erfolgreich eingesetzt werden können.[84] Derzeit werden im Grunde genommen nur einfache Pflege-Assistenzroboter eingesetzt.[85]

Trotz allem gewinnt die Robotik insbesondere im Dienstleistungsbereich immer mehr an Bedeutung.[86] Vor allem in Japan ist der Einsatz von personal Servicerobotern weit verbreitet. Mittlerweile wird nach den USA auch in ganz Europa ein wachsendes Forschungspotential für dienstleistende Robotik gesehen.[87] Nach den Angaben der International Federation of Robotics (IFR) stieg der Verkauf von Servicerobotern zwischen 2016 und 2017 um 39% an.[88] Die Anzahl verkaufter Serviceroboter für den häuslichen und persönlichen Bedarf wuchs dabei um 27% zum Vorjahr an und umfasste 8,5 Millionen veräußerte Produkte. Auch die Medizin profitiert von dem Trend. An dieser Stelle erhöht sich der Verkauf der professional Serviceroboter um 29%. Dies umfasst robotergestützte Chirurgie- oder Therapie- und Rehabilitationsroboter, die Menschen mit Behinderung bei notwendigen Aktivitäten helfen oder Menschen eine Therapie anbieten, um ihre körperlichen oder kognitiven Funktionen zu verbessern. Am meisten jedoch profitieren Logistikunternehmen, aber auch die Landwirtschaftsbranche im kleineren Maß, von der Entwicklung der Servicerobotik.

Die Forschungs- und Entwicklungsarbeiten der Pflegerobotik oder im Allgemeinen der Servicerobotik, scheinen eine sehr aufwendige und kostspielige Angelegenheit zu sein. Doch lässt sich durch den aktuellen

Bericht der IFR ein vielversprechender Umbruch in der Entwicklung der Dienstleistungsrobotik erkennen. Der Bedarf an Servicerobotern steigt, nun ist es auch an der Zeit, dass vor allem die Pflegerobotik von der erstaunlichen Entwicklung profitiert.

7.2 Mensch-Robotik-Interaktion (MRI)

Laut Lohse wird der Begriff Mensch-Robotik-Interaktion, kurz MRI, wie folgt beschrieben:

> „Ein Wechselspiel zwischen einem oder mehreren Menschen und mindestens einem Roboter unter Einbeziehung aller ihnen zur Verfügung stehenden Modalitäten."[89]

Mit Modalitäten sind Kommunikationskanäle gemeint, mit denen Roboter mit ihren Nutzern interagieren können. Zu diesen zählen, Sprache, Graphische Benutzerschnittstellen, Mobilität, Proxemik, Körpersprache sowie das Aussehen.[90] Auf einen Teil dieses Themenbereiches wird ausführlich im nächsten Unterkapitel eingegangen.

Trotz des steigenden Interesses gibt es bislang noch sehr wenig Publikationen in Bezug auf die Interkation zwischen Robotern und Menschen. Mit Erkenntnissen der Studien spezifischer Experimente oder der Entwicklung von Prototypen kann zumindest keine fundierte Analyse erfolgen.[91] Dementsprechend ist es problematisch solide Aussagen zu dem aktuellen Entwicklungsstand zu treffen.

Die MRI ist ein Teil der Mensch-Maschinen-Interkation (MMI) beziehungsweise der Mensch-Computer-Interaktion (MCI). Sowohl die MMI als auch die MCI gehören zu der interdisziplinären Forschung und Entwicklung. Der Unterschied zwischen der MRI und der MMI bzw. MCI liegt in der Wahrnehmung der Nutzer von autonomen Robotern. Menschen reagieren in der Regel situativ, dagegen werden Maschinen und Computer auf ihre Reaktionen und Wahrnehmungen vorprogrammiert.[92]

Ein weitere Unterscheidungskriterium ist die Lernfähigkeit der Bewegungs- sowie Entscheidungsfunktionen der Roboter. Durch das System der Datenverarbeitung und -ausgabe soll Robotern ermöglicht werden, die physische Welt wahrzunehmen sowie Kontakt mit Nutzern aufzunehmen.

Nicht zuletzt unterscheidet sich die Mobilität, die Verkörperung und das Verhalten der MRI geprägten Roboter mit den anderen Technologien. Letztendlich soll durch die physische Anwesenheit sowie der Arbeits- und Kommunikationsweisen der Roboter eine Art Beziehung zum Menschen aufgebaut werden.[93]

Zumeist sind geschultes Personal zur Interaktion mit Robotern fähig, doch wie bereits erläutert, sollen in Zukunft vor allem auch Laien mit Servicerobotern agieren. Daraus resultiert aber auch ein grundsätzliches Problem der MRI, die Unwissenheit der ungeschulten Nutzer über die möglichen Fähigkeiten der Roboter.[94]

Andererseits sieht Stampfl ein großes Rationalisierungspotential in der Schnittstelle von Robotern und Menschen.[95] Dabei soll der Mensch sich auf unterschiedliche Aufgaben und unerwartete Vorkommnisse konzentrieren, währenddessen der Roboter einfache, kraftaufwendige und repetitive Aufgaben gleich und sorgfältig ausführen soll. Die Kombination der Fähigkeiten von Menschen und Roboter sollten demnach vereint werden.

Besonders für die Wahrnehmungsfunktion spielt die MRI eine entscheidende Rolle. Diese Funktion soll dabei helfen, Befehle von Menschen zu erkennen und die Umwelt, Objekte oder Bewegungsabläufe zu erlenen.[96] Dazu sollen Roboter nicht nur ausgesprochene Befehle folgen, sondern auch flexible, verständnisvoll und situationsabhängig handeln.[97] Aufgrund der noch sehr geringen Lernfähigkeit, sind Pflegeroboter bisher auf die Befehle und der Fürsorge der Menschen angewiesen. Trotz der Komplexität wird innerhalb der Forschung und Entwicklung verstärkt an einer bedienungsfreundlichen Gestaltung gearbeitet. Es soll keine Anpassung der Benutzer an die Funktionsweise der Roboter folgen. Im Gegenteil, Roboter müssen immer mehr auf die Bedürfnisse der Benutzer eingehen können.[98] Die Benutzerfreundlichkeit soll also dazu führen, dass Roboter „intuitiv" handeln. An dieser Stelle ist zu berücksichtigen, inwieweit der Benutzer bereit, ist ein autonomes, menschenähnliches Verhalten der Roboter zu akzeptieren.[99] Menschen benutzen all ihre Sinne um die Bedürfnisse und Wünsche Anderer zu verstehen. Dadurch ist es uns möglich, Situationen zu erkennen, Probleme wahrzunehmen, Vermutungen zu stellen oder zu interpretieren.[100] Es stellt sich nunmehr die Frage, inwiefern Roboter Wahrgenommenes wirklich richtig einschätzen bzw. interpretieren können?

Es ist eine schwirige Herausforderung Roboter auf menschliches Reagieren zu konstruieren. Dafür wird in verschiedensten Forschungsgebieten an einer „emotionalen künstlichen Intelligenz" gearbeitet. Entscheidend bleibt die Kombination aller einzelnen Modalitäten. Denn nur durch eine Verknüpfung mehrerer Modalitäten kann die Mensch-Robotik-Interaktion eine Mensch-Mensch-Interkation imitieren.

7.3 Kommunikation und Erscheinungsbild

Spracherkennungstechnologien sind von großer Bedeutung, da sie die Kommunikation von Menschen zu Robotern aufrechterhalten. Die Sprache bleibt somit nach wie vor die beliebteste sowie vertrauteste Kommunikationsform der Menschen. Die Aufnahme der Sprache durch Serviceroboter funktioniert mittlerweile einwandfrei. Problematisch bleibt, das Gehörte anschließend zu verstehen und zu interpretieren.[101] Zudem stellen speziell ältere Menschen mit Aussprachschwierigkeiten eine zusätzliche Herausforderung für die Spracherkennungstechnologie. Die Sprachausgabe der Roboter funktioniert inzwischen menschenähnlich und kann unterschiedlich eingestellt werden. Davon können vor allem ältere Menschen profitieren, indem Sie zum Beispiel die Deutlichkeit und Lautstärke der Sprachausgabe manuell steuern können.[102]

Die Robotik versucht neben der Nachahmung der Sprache oder des Verhaltens vor allem auch das Aussehen der Menschen zu kopieren.[103] Laut Becker unterscheiden sich Assistenzroboter von tierähnlichen, menschenähnlichen und eher neutralen, maschinenähnlichen Gestaltungen.[104] Bei Betrachtung klassischer Pflegeroboter fällt auf, dass diese den humanoiden Robotern aus Science-Fiction-Filmen kaum ähneln.[105] Doch erwartet man nicht von einem Pflegeroboter neben einem sozialen, interaktiven und menschlichen Handeln nicht auch ein physisches „embodiment"?[106] Das Äußere ist deshalb so wichtig, da es zur Interaktion anregen kann. Ein bewegliches Gesicht kann allein schon durch die Mimik Emotionen vermitteln. Auch die physikalische Anpassung an die menschliche Umwelt kann durch humanoiden Roboter viel besser gelingen. Andererseits wird argumentiert, dass eben Pflegeroboter nicht zu groß und breit sein sollen oder wegversperrend wirken. Am besten sollen sie möglichst auf Augenhöhe sein, keinesfalls aber einschüchternd.[107] In der Entwicklung humanoider Roboter leisten „Hanson Robotics" einen außergewöhnlich großen Anteil.[108] Zwar ist der Einsatz des Robotertyps „Sophia" nicht für pflegerische Unterstützung gedacht, doch kann diese Technologie von der Pflegerobotik adaptiert werden. Sophia ist mit einer weitentwickelten künstlichen Intelligenz ausgestattet, die es ihr möglich macht, mit Menschen zu kommunizieren, Gesichter und Gesten zu erkennen oder selbst Emotionen auszudrücken.

Das Erscheinungsbild oder die Gestaltung spielt also eine wesentliche Rolle in der Akzeptanz der Pflegeroboter. Auch wenn es bislang unterschiedliche Auffassungen über ein nutzerfreundliches Aussehen gibt, ist sich die breite Öffentlichkeit einig, dass eine zu starke Ähnlichkeit mit dem Menschen furchterweckend und beängstigend wirkt.[109] Aus diesem Grund sollte das Gefühl von Unbehagen bei den direkt oder indirekt Betroffenen bestmöglich minimiert werden, um die allgemeine Akzeptanz von Pflegerobotern anzuheben. Außerdem ist zu berücksichtigen, dass das Aussehen der Pflegeroboter zu den Funktionen und Aufgaben passt und positive Emotionen wie Freundlichkeit ausgestrahlt werden können. Letztendlich sollen beruhigende Gefühle bei den Benutzern ausgelöst werden. Eine attraktive und angenehme Erscheinung vermittelt vor allem aber auch Sicherheit.[110]

8 Herausforderungen der Pflegerobotik

Unterschiedliche Einflussfaktoren stellen die Pflegerobotik vor konkreten Herausforderungen. Dazu werden die Themen menschliche Aspekte, Psychologie, Technik, Organisation, Ethik und Recht sowie die Ökonomie erörtert.

8.1 Technische Herausforderungen

Ältere Menschen leben zumeist in kleinen Wohnungen, in denen seit Jahrzehnten Möbel und andere Gegenstände angehäuft wurden. Deshalb erwarten Pflegeroboter im häuslichen Umfeld der Patienten viele Hindernisse. Trotz allem müssen Roboter in der Lage sein, ihre Dienstleistung auszuführen und sich zeitgleich autonom in einer ihnen unbekannten Umgebung zurechtzufinden bzw. sich ihr anzupassen. Diese Form der Herausforderung ist technisch geprägt und die Forschung und Entwicklung hat die Aufgabe Pflegerobotern die Fähigkeit zu verleihen, Gegenstände zu erkennen und auseinanderzuhalten sowie komplexe Tätigkeiten auszuführen.[111] Noch gelingt dieser Lernprozess nicht in selbstständiger bzw. zuverlässiger Form. Denn dies setzt eine hohe Komplexität zwischen der Hardware und Softwarte voraus.[112]

Die Beweglichkeit hat in der aktuellen Forschung und Entwicklung eine vordergründige Bedeutung. Entsprechende Bewegungsabläufe und -geschwindigkeiten der Roboter, unter Berücksichtigung der Gewährleistung von hoher Sicherheit, erreichen zunehmend mehr Erfolg. Roboter „Atlas" von Boston Dynamics wird als dynamischster Humanoid-Roboter der Welt gekürt.[113] Atlas ist in der Lage komplexe Umgebungen wahrzunehmen und sich dort frei zu bewegen. Der 1,50 m große und 75 kg schwere Roboter rennt und springt in einer für ihn unbekannten Umgebung frei herum. Eine Bewegungsmöglichkeit ist insofern wichtig, da sie soziale Vorteile schafft. Beispielsweise kann dadurch rechtzeitig auf die Wünsche des Patienten eingegangen werden. Vor allem für medizinische Notfälle ist eine zeitige Reaktion bzw. Meldung lebensnotwendig. Ähnlich wie bei der Sprachausgabe, sollte auch hier die Einstellung der Bewegungsgeschwindigkeit vom Benutzer angepasst werden können. Auch die Reaktion auf die Zeit und die damit verbundene Lichtveränderung von Tag und Nacht sind mit technischen Schwierigkeiten verbunden, die es gilt zu lösen.[114] Wie bei jedem technischen Gerät ist mit Funktionsstörungen oder gar Systemausfällen zu rechnen. Um diese zu verhindern oder zumindest zügig zu beheben, bedarf es einer einfachen Option zur Wiederherstellung der Funktionstüchtigkeit. Auf diese Weise wird es gelingen, einen angemessenen Grad an Sicherheit zu gewährleisten. Als möglicher Lösungsansatz wird die Technologie der Telerobotik gesehen. Mit Hilfe einer „Teleoperation" soll bei Notfällen eine externe Zentrale kontaktiert werden. Von dort aus soll anschließend das Problem der Roboter gelöst werden. Auf diese Weise werden dem Nutzer zusätzliche Belastungen durch eine Bedienung bzw. Instandsetzung ihrer Pflegeroboter erspart. Ohne diese könnte die Akzeptanz der Pflegeroboter in Frage gestellt werden.[115]

8.2 Organisatorische Herausforderungen

Die Aufteilung der Arbeits- und Verantwortungsbereiche zwischen Menschen und Robotern stellen eine weitere Herausforderung an die Pflegerobotik dar.[116] Für die ambulante bzw. mobile Pflege und Betreuung von Patienten ist in der Regel kein geplanter Behandlungsverlauf vorgesehen. Pflegekräfte entscheiden selbst und individuell nach den Bedürfnissen oder Wünschen der Patienten.[117] Auch die Arbeitsbedingungen, -abläufe und aufgaben von Betreuungs- und Pflegekräften werden durch den Einsatz der Pflegeroboter verändert werden. Sollte der Pflegeroboter in der anfänglichen Annahme Unterstützung leisten, könnte sich am Ende herausstellen, dass ihre Anwendung ein Mehraufwand erfordert und letztlich eine neue Belastung für die Pflegekräfte wird.[118] Demnach muss beurteilt werden, welche konkreten Funktionen und Aufgaben nach wie vor von Menschen ausgeführt werden sollen und wofür im Gegensatz Pflegeroboter eingesetzt werden können.[119] Dazu muss festgelegt werden, wer die Aufgabenverteilung zwischen Betreuungs- und Pflegepersonal, Patient und Pflegeroboter zu entscheiden hat. Ausschlaggebend dafür ist die Entwicklung der künstlichen Intelligenz der Roboter.

Daraus resultiert die Fragestellung, ob bzw. wann es Pflegerobotern in Zukunft erlaubt sein wird, innerhalb ihres eingeschränkten Rahmens und mit Hilfe ihrer besonderen Fähigkeiten, individuelle Entscheidungen zu treffen ohne ausdrückliche Anweisungen erhalten zu haben? Wird der Roboter ferner bei menschlichem Fehlverhalten einschreiten können?[120]

Die Urteilsfähigkeit eines Pflegeroboters hängt also unmittelbar mit der Arbeits- und Verantwortungsaufteilung zwischen Menschen und Roboter zusammen.

8.3 Psychologische Herausforderungen

Können Pflegeroboter Pflege- und Hilfsbedürftigen Stabilität und Sicherheit geben? Der ständige Wechsel des Pflegepersonals, vor allem in der ambulanten Versorgung, erschwert einzelne Klienten näher kennenzulernen. Somit ist es mühsam auf die Bedürfnisse oder die Gefühle der Patienten einzugehen.[121] Inwiefern könnten nun Roboter die Einsamkeit der Pflegebedürftigen lindern? Wird die Einsamkeit durch den Einsatz der Roboter nicht sogar verstärkt? Dem wäre so, wenn Roboter Pflegekräfte ersetzen würden. Wie aber bereits ausgearbeitet, dient die Pflegerobotik ausschließlich zur Unterstützung der Pflegekräfte und nicht andersherum. Zudem wäre es möglich die Funktion der Telepräsenz zu nutzen, um Kontakt mit Angehörigen aufzunehmen. Bereits heute werden Programme wie Skype oder Facetime für den Kontakt mit Angehörigen oder gar Ärzten erfolgreich genutzt.[122] Diese Form der Kommunikation lässt sich problemlos innerhalb der Pflegerobotik integrieren. Andererseits wird argumentiert, dass durch die Telepräsenz der Besuch der Angehörigen in natura abnehmen könnte. Selbstverständlich ist die persönliche Nähe zum Betroffenen weitaus vorteilhafter, als die Kontaktaufnahme über einen Pflegeroboter.

Ferner müssen Pflegeroboter im Stande sein, die alltäglichen Arbeitsabläufe des Pflegepersonals sowie die Gewohnheiten der Pflegebedürftigen zu erkennen und zu erlernen. Dies bedeutet, dass sich Roboter den Pflegern und Patienten einzuordnen haben.[123] Doch stellen bereits die individuellen Lebensbedingungen und Bedürfnisse der einzelnen Pflegebedürftigen die Pflegekräfte vor wahren Herausforderungen.[124] Anders als Menschen, sind Roboter nicht fähig, durch Erfahrungen oder

Begegnungen persönliche Beziehungen zu Patienten aufzubauen. Jedenfalls ist der aktuelle Entwicklungs- und Forschungsstand soweit, dass Roboter Gesichter erkennen und verarbeiten können. Nach wie vor fehlt aber die Möglichkeit die Individualität jedes Einzelnen zu erlernen und situativ zu agieren.

Ferner ist zu berücksichtigen, inwieweit sich eine gesellschaftliche Akzeptanz gegenüber moralisch handelnden Robotern entwickeln wird. Welche Herausforderungen an die Ethik werden durch die Nutzung Roboter erwartet?

Um diesen Fragen nachzugehen, sollte man sich zunächst mit dem Nutzen der Robotik beschäftigen. Jahrhundertelang träumte der Mensch von der Idee, menschliche Arbeitskraft von „Robotern" erledigen zu lassen. Mittlerweile haben sich vor allem in der Industrie Robotersysteme durchgesetzt. Auch im Dienstleistungssektor, welcher weit aus anspruchsvoller ist, gewinnt die Robotik immer mehr an Bedeutung. Diese Entwicklung scheint ungebremst voranzuschreiten, der menschlich handelnde Roboter scheint nur noch eine Frage der Zeit zu sein. Der Bedarf menschlicher Arbeitskräfte nimmt an dieser Stelle automatisch ab.[125] Menschen-Roboter werden weitaus kostengünstiger eingesetzt werden können, als Menschen. Der perfekte Pflegeroboter der Zukunft sollte demnach eine Pflegekraft so zufriedenstellend ersetzten, dass sich keine Verschlechterung der Pflege und Servicequalität mit der Kostenersparnis rechtfertigen lassen könnte oder sogar eine Verbesserung der Pflegesituation zu erkennen wäre. Der Arbeitgeber würde im Enddefekt Geld und Risiko sparen, da die Aufgabe nicht mehr von impulsiven, von Fehlern belastenden, emotionsgesteuerten Menschen erfüllt wird, dessen Leistung er am Ende noch vergüten und kontrollieren muss.[126]

Der Ersatz von Menschen durch Roboter ist moralisch nicht haltbar, doch wenn die Nutzenmaximierung der Unternehmer die Erfüllung aller Bedürfnisse jedes einzelnen Menschen erreichen könnte, wäre am Ende sogar ein Mehrwert für die gesamte Gesellschaft geschaffen worden. Ein Musterbeispiel der Utopie: Wie soll Reichtum, der durch die vollständige Ersetzung menschlicher Arbeit begründet ist, aufgeteilt werden?

Die Herausforderung liegt darin Roboter für die Menschheit nicht gefährlich, sondern zweckdienlich zu machen. Um einen qualitativen und fairen Einsatz von Robotern zu ermöglichen, ist es ist zwingend, dass das Gemeinwohl einer Gesellschaft über die Nutzenmaximierung der Unternehmer steht.

8.4 Ethische Herausforderungen

Die Herausforderungen der menschlichen Aspekte und Psychologie sind bereits im Vorfeld behandelt worden. Analog werden nun ethische und rechtliche Beziehungen zwischen der Pflegerobotik und dem Menschen untersucht.

Vor allem in Europa ist der ethisch, rechtlicher Umgang mit persönlichen Daten von hoher Priorität. Der Datenschutz umfasst heutzutage alle Bereiche des Lebens und soll eine Echtzeitüberwachung durch den Zugriff auf private E-Mail- und Messenger -Konversationen samt Zugriffzeiten und -ort, IP-Adressen oder auch Kreditkarten-Missbrauch verhindern.[127] Dazu nimmt sich das Bundesdatenschutzgesetz (BDSG) als Ziel, den Schutz der Menschen und die Auswirkungen auf Menschen bei personenbezogener Datenverarbeitung aufrechtzuerhalten. Dabei geht es nicht zwingend um Daten, sondern was Daten über die Menschen aussagen und wie die Wahrung des Persönlichkeitsrechts geschützt werden kann.[128]

Auch beim Einsatz von Pflegerobotern stellt sich deshalb die Frage, inwiefern eine Datensicherheit bei Datenaufnahme, -übertragung und -archivierung gestaltet werden kann. Daneben ist zu diskutieren, wem rechtlich erlaubt sein wird, die höchstpersönlichen Daten einzusehen. Auch der Ort und Dauer der Datenspeicherung umfassen sowohl ethische als auch rechtliche Perspektiven. Hinsichtlich der Gefahren eines Datenmissbrauchs durch Pflegeroboter stellen Glende, Klemcke und Nedopil folgende Behauptung auf:

> „[Wenn] der Eingriff in die Privatsphäre durch bessere Gesundheit oder höhere Sicherheit gerechtfertigt werden kann, wird dieser akzeptiert werden".[129]

Doch bereits bei teilautonomem Agieren der Pflegeroboter besteht die Gefahr, dass sich Patienten oder auch Pflegefachkräfte in ihrer Tätigkeit beobachtet oder gar eingeschränkt fühlen.[130] Damit dieser Umstand erst gar nicht erst zur Erscheinung treten kann, sollten Pflegeroboter nur in Betrieb sein, solange betreuungs- und pflegebedürftige Personen ihre Einwilligung geben oder die Roboter selbst ein- und ausschalten. Des Weiteren sollte beachtet werden, dass es zu keiner unberechtigten Aufnahme oder gar Einsicht von Ton und Bild kommt.[131] Nicht alle Daten sind sensible oder machen Menschen verwundbar, doch wer gibt eben bei solchen Daten das Einverständnis zur Aufnahme oder Verarbeitung durch Pflegeroboter? Hierfür sollten spezielle Vorkehrungen bzw. Regelungen bezüglich der Anwendung getroffen werden. Es muss zumindest eine kontinuierliche „Überwachung" durch Roboter verhindert werden können. Auch an dieser Stelle ist es wichtig, dass Roboter manuell ein- und ausgeschaltet werden können.

Vor allem aber tauch die Frage auf, wer im Schadensfall oder Missbrauch durch autonome Pflegeroboter zur Verantwortung gezogen werden kann? Dieser Sachverhalt erfordert eine eindeutige Regelung durch Gesetzte. Diese gilt es bereits vor einem massenhaften Einsatz von Pflegerobotern zu gestalten. Zudem muss bei der Entwicklung der Pflegeroboter weiterhin darauf geachtet werden, dass die Funktionsweisen transparent, vorhersehbar und jederzeit beeinflussbar sein sollen.[132]

Kontrolle und ständige Überwachung sind mit ethischen und rechtlichen Prinzipien nicht zu vereinen. Es wird davon ausgegangen, dass Pflegebedürftige mit eingeschränkten kognitiven Fähigkeiten Schwierigkeiten haben werden, einen Pflegeroboter effizient zu nutzen und zum anderen Handlungen des Roboters nachzuvollziehen. Nicht ganz so stark, aber ähnlich verhält es sich auch mit der Pflegekraft.[133] Auch diese Anforderungen gilt es zu erfüllen, damit die Betreuung und Pflege innerhalb ethischer und gesetzlicher Normen durchgesetzt werden kann.

Auch die Gewohnheit und eine daraus entwickelte Abhängigkeit vor allem älterer Benutzer zu Pflegerobotern wirft ethische Grundfragen auf.[134] Es wird vermutet, dass sobald Roboter einen Anteil alltäglicher Tätigkeiten übernehmen, ältere Personen noch weniger Kontrolle über ihr Leben verspüren könnten. Auch dies gilt es zu verhindern, den der Einsatz von Pflegerobotern soll eben nicht dazu führen, dass sich letztendlich Patienten wie Objekte fühlen.

8.5 Ökonomische Herausforderungen

Zu guter Letzt werden die wirtschaftlichen Herausforderungen der Pflegerobotik ausgearbeitet. An erster Stelle wird Begriff Ökonomie genauer betrachtet. Im nächsten Schritt stehen die Kosten der Entwicklung sowie laufende Ausgaben der Pflegeroboter im Fokus. Im Anschluss wird das wirtschaftliche Nutzen der Roboter unter Berücksichtigung ihrer Leistungserbringung bewertet. Danach wird ein geeignetes Finanzierungsmodell für den Erwerb aber auch den Vertrieb der Pflegerobotik vorgestellt. Abschließend werden mögliche Folgen für Unternehmer, Patienten und Pflegekräfte durch den zukünftigen Einsatz von Pflegeroboter dargestellt.

Der Grundsatz der Ökonomie ist das Wirtschaftlichkeitsprinzip. Dazu wird zwischen zwei Typen unterschieden. Beim Minimalprinzip ist ein bestimmter Erfolg mit einem geringstmöglichen Mitteleinsatz zu erzielen. Hingegen wird beim Maximalprinzip mit einem bestimmten Mitteleinsatz der größtmögliche Erfolg verfolgt.[135] Es beschreibt somit den Erfolg einer Dienstleistung bzw. eines Produktes. Die Wirtschaftlichkeit kann durch die Anwendung der Kosten-Nutzen-Analyse mathematisch ermittelt werden. Um Wirtschaftlich zu agieren, muss im Grunde genommen der Ertrag größer als die aufgebrachten Aufwendungen sein. Die Einhaltung der Wirtschaftlichkeit verspricht dem Unternehmer sowohl eine Gewinn- als auch eine Nutzenmaximierung. Unternehmer aber auch Krankenhäuser sind an das Wirtschaftlichkeitsprinzip gebunden und greifen für die Versorgung der Patienten klassischer Weise die Form des Minimumprinzips auf.[136]

Forscher arbeiten schon lange und umfangreich an der Entwicklung der Pflegerobotik. Die Anforderungen, die an einen autonome und vollfunktions-fähige Pflegeroboter gestellt werden, sind mit intensiven Ausgaben verbunden. Dies erklärt, wieso es kaum privat finanzierte Entwickler in diesem Forschungsbereich gibt. In Japan werden die Entwicklungs- und

Forschungsarbeiten vor allem staatlich gefördert, doch über den Prototyp schafft es kaum ein Projekt hinaus.[137] Auch die EU fördert verstärkt in die technologische Entwicklung der Pflegerobotik. Aufgrund des aktuellen Entwicklungsstandes variieren die Kosten pro Einheit eines Pflegeroboters noch enorm und es ist extrem schwierig eine aussagestarke Kosten-Nutzen-Analyse durchzuführen.[138] Diese Ausgangssituation verursacht sowohl für Unternehmer als auch für Benutzer kostspielige Investitionen bzw. Ausgaben. Erst nach einem erfolgreichen Markteintritt und einer attraktiven Vermarktung kann auf eine relative Preisstabilität für Produktion und Vertrieb gehofft werden.[139]

Aber nicht immer ist die Wirtschaftlichkeit der ausschlaggebende Punkt bei der Überlegung einer Anschaffung. Beispielsweise kann erst einmal ein technisches Hilfsmittel in seiner Funktionalität überzeugen. Obwohl die aktuellen Prototypen der Pflegerobotik nicht ausreichend gut funktionieren, wurde in Vergangenheit immer wieder in vergleichbare technische Hilfsmittel investiert, auch wenn die Kosten-Nutzen-Analyse die Anschaffung als unrentabel wertete.[140]

Entscheidend ist, inwiefern Patient oder Pflegepersonal trotz einer unrentablen Investition wertvolle Unterstützung geleistet bekommen. Dazu kann eine Testphase dienen, um die Nützlichkeit von technischen Hilfsmitteln zu prüfen.

Welches Finanzierungsmodell kann nun den Erwerb von Pflegerobotern trotz ihrer immensen Anschaffungskosten und potentiellen Unrentabilität ermöglichen? Ähnlich wie bei Industrierobotern kann über eine Anmietung anhand eines Leasingvertrages nachgedacht werden.[141] Leasingoptionen schonen sowohl Eigenkapital als auch die Liquidität, da nicht die gesamte Investitionssumme auf einmal bezahlt werden muss, sondern regelmäßigen Ratenzahlungen vereinbart werden. Leasingverträge können zudem flexibel und individuell an die Situation der Unternehmer bzw. Kunden angepasst werden, dadurch ist die Laufzeit und Höhe der Rate variierbar. Außerdem ermöglichen Leasingvereinbarungen, immer auf dem neusten Stand der Technik zu sein. Denn nach Ende der Laufzeit können Maschinen zurückgegeben und anschließend neue Maschinen geleast werden.[142] Dies stellt bereits schon jetzt eine attraktive Möglichkeit dar, den zukünftigen Erwerb und Vertrieb von Pflegerobotern zu fördern.

Ferner lässt die Annahme, dass Pflegeroboter in Zukunft ausreichend wirtschaftlich und leistungsstark seien werden, die Frage aufkommen, inwieweit der Einsatz von eben solchen Robotertypen voranschreiten darf? Ökonomisch betrachtet, könnten sich neben den positiven Folgen auch negative Auswirkungen entwickeln. Der ausschließliche Einsatz von Pflegerobotern kann zum einen bedeuten, dass Lohnkosten durch Personalabbau eingespart werden und die Verweildauer von Patienten reduziert werden kann. Auf diese Weise könnten Unternehmer bzw. Krankenhäuser langfristig gesehen Ausgaben einsparen und zeitgleich die Effektivität der Pflege steigern. Doch aus Sicht der Arbeitnehmer ist mit einem Massenwegfall von Arbeitsplätzen zu rechnen, die bei den Betroffenen Unzufriedenheit und in Existenzängste auslösen wird.[143] Der Ausfall der menschlichen Pflegekräfte wird außerdem das Gefühl der Einsamkeit bei den Pflegebedürftigen verstärken. Dieses Szenario darf in keiner Weise das Zukunftsbild der Pflege darstellen.

9 Fazit

In der Bachelorthesis „Fachkräftemangel in der Pflege und die Chancen durch Robotik" wurden zunächst historische Ereignisse, dann aktuelle Zustände sowie zukünftige Herausforderungen des Fachkräftemangels in der Pflege erläutert. Unter Berücksichtigung und Wahrung der Interessen von Patienten und Pflegepersonal wurde im Anschluss die Robotik als möglicher Lösungsansatz zur Bewältigung des Pflegefachkräftemangels in Erwägung gezogen.

Zu Beginn wurde veranschaulicht, dass analog mit der steigenden Anzahl pflegebedürftiger Menschen auch der Mangel an Pflegekräften stetig wächst. Zudem zeigen aktuelle Prognosen auf, dass die zukünftige Pflegebedürftigkeit der Menschen durch bisherige Bewältigungsstrategien nicht ausreichend befriedigt werden kann. Der Import von ausländischem Pflegepersonal, aber auch die Akademisierung des Pflegeberufes sind nicht Teil einer langfristigen Lösung. Die steigenden Anforderungen an die Pflegekräfte belasten den Pflegeberuf zudem erheblich. Durch den daraus resultierenden Leistungsdruck der Mitarbeiter bleibt nicht genügend Zeit für die Pflege und individuellen Ansprüche der Patienten. Eine allgemeine Unzufriedenheit hat sich sowohl bei Patienten und Pflegefachkräften aber auch in Krankenhäuser oder Pflegediensten breit gemacht. Es bedarf deshalb moderner und innovativer Herangehensweisen, um den dramatischen Anstieg des Pflegebedarfs zu stoppen, aber auch gleichzeitig die Attraktivität des Pflegeberufes zu steigern.

Der verstärkte Einsatz von Robotern im Dienstleistungssektor, vermehrt auch im medizinischen Bereich, lässt die Hoffnung steigern, dass durch die Robotik-Technologie dem andauernden Fachkräftemangel im deutschen Gesundheitswesen nun endlich langfristig entgegengewirkt werden kann.

Dafür ist es jedoch erforderlich, dass die Forschung und Entwicklung von sogenannten Pflegerobotern vor allem in der der Mensch-Robotik-Interaktion und auch hinsichtlich der Kommunikation und des Erscheinungsbildes, unter Berücksichtigung ethischer und rechtlicher Rahmenbedingungen, voranschreitet. Aktuell sind Pflegeroboter noch nicht in der Lage vollautonom zu handeln und können somit nicht vollkommen erfolgreich den Alltag Pflegebedürftiger vereinfachen oder zumindest Pflegekräften tatkräftig Unterstützung leisten. Diese Erwartungen an die Roboter-Technologie sollen nach Angaben von Experten dennoch in nicht allzu langer Zeit Realität werden. An dieser Stelle ist eine vor allem finanzielle Förderung der Forschungs- und Entwicklungsarbeiten der Robotik durch staatliche Institutionen zu begrüßen. Ferner muss bereits im Vorfeld die Akzeptanz von Robotern gesellschaftlich diskutiert werden, damit sich die Ängste und Sorgen der Menschen nicht durchsetzen, sondern vielmehr die Vorteile moderner Technologien überzeugen können. Bei dieser Gelegenheit sind vor allem psychologische und ethische Aspekte zu beachten. Dabei darf vom Grundsatz „Roboter darf Menschen nicht ersetzten" nie abgewichen werden, ganz gleich unter welcher Betrachtung.

Auch die wirtschaftlichen Aspekte zum Einsatz der Pflegeroboter sind ausgearbeitet worden. Wichtig ist dabei, dass vor allem zu Beginn eine Investition in Pflegeroboter nicht zwingend rentabel sein muss, sondern in erster Linie nützlich sowohl für Patient als auch Pflegefachkraft. Auf längere Sicht sowie bei steigendem Bedarf und Nutzen der Pflegerobotik kann auf eine Preisstabilität vertraut werden. In Form von Leasingverträgen könnten zudem kostenintensive Investitionen wie Pflegeroboter weitestgehend unkompliziert finanziert werden. Dies stellt ein Finanzierungsmodell dar, dass den Vertrieb und die Durchsetzung der Pflegerobotik maßgeblich unterstützen wird und die Bedingungen der Wirtschaftlichkeit für Krankenhäuser oder Unternehmer erfüllt.

Der wachsende Einsatz moderner Technologie stellt eine ungemein spannende Entwicklung dar, die das Leben der Menschen bis heute beeinflusst hat und noch in Zukunft immer stärker prägen wird. Gerade in Bezug auf die Service-Robotik wird mit einem Durchbruch im 21. Jahrhundert gerechnet. Nach wie vor muss sich die Technik bzw. Robotik am Menschen anpassen und nicht andersherum. Andernfalls besteht die Gefahr, die Technik über den Menschen zu stellen. Erst unter Einhaltung und Berücksichtigung all meiner genannten Argumente, kann ein realistischer und zugleich erfolgreicher Einsatz von Pflegerobotern funktionieren und der Fachkräftemangel in der Pflege spürbar reduziert werden.

Literaturverzeichnis

Bücher

Aiken, L.H.: Nursing skill mix in European hospitals: cross-sectional study of the association with mortality, patient ratings, and quality of care, 2017

Aschauer, G.: Heimhilfe. Praxisleitfaden für die mobile Bereuung zuhause, Wien, 2012

Blanke, B.: Krankheit und Geheimwohl – Gesundheitspolitik zwischen Staat, Sozialversicherung und Medizin, 1. Auflage, Opladen 1994

Decker, M.: Service-Roboter im Blick der Technikfolgenabschätzung – Theorie und Praxis, 2011

Gates, B.: A robot in every home. Scientific America, 2007

Kuzler, G.: Bibliothek der dritten Lebensphasen, 1. Auflage, Berlin/Boston 2014

Lademann, J.: Primärqualifizierende Pflegestudiengänge in Deutschland – eine Übersicht über Studienstrukturen, -ziele und -inhalte. Pflege und Gesellschaft, 2016

Lohse, M.: Nutzerfreundliche Mensch-Roboter-Interaktion: Kriterien für die Gestaltung von Personal Service Robots, Saarbrücken, 2012

Loidl, A.: Pflegeroboter in der stationären Altenpflege – Intelligente Technik zur Linderung des Pflegenotstandes?, Linz, 2018

McCormack, B.: Praxisentwicklung in der Pflege, Bern, 2009

Meyer, S.: Mein Freund der Roboter. Servicerobotik für ältere Menschen – eine Antwort auf den demografischen Wandel?, Berlin, 2011

Oppenuer-Meerskraut, C.: Would a Virtual Butler Do a Good Job for Old People? Psychological Assistance, Berlin-Heidelberg, 2013

Schmidbauer, W.: Pflegenotstand – Das Ende der Menschlichkeit, 2. Auflage, Hamburg 1992,

Simon. M.: Gesundheitspolitische und ökonomische Rahmenbedingungen in der Pflege, 1. Auflage, München, 2011

Stampfl, N., S.: Die Zukunft der Dienstleistungsökonomie. Momentaufnahmen und Perspektiven, Berlin, 2011

Vallor, S.: Carebots and caregivers: Sustaining the Ethical Ideal of Care in the Twenty-First Centrury, 2011

Van Wynsberghe, A.: Designing of Robots for Care - Care Centered Value-Sensitive Design, 2013

Watson, R.: 50 Schlüsselideen der Zukunft. Demographischer Wandel, 1. Auflage, Berlin/Heidelberg, 2014

Weber, M.: 50 Fragen zur sogenannten Überlastungsanzeige in Pflegeeinrichtungen, 1. Auflage, Hannover 2011

Sammelwerke

Becker, H., Scheermesser, M.: Robitik in Betreuung und Gesundheitsversorgung, Zürich, 2013

Dahl, T. S., Boulus, M. N.: Robots in Health and Social Care: A Complementary Technology to Home Care and Telehealthcare?, 2013

Darmann-Finck, I., Reuschenbach, B.: Pflegereport 2018 - Qualität und Qualifikation: Schwerpunkt Akademisierung der Pflege, 2018

Ertl, R., Kratzer, U., Aistleithner, R.: Hauskrankenpflege. wissen-planen-umsetzen, Wien, 2011

Fasshauer, S.: Die Folgen des demographischen Wandels für die gesetzliche Rentenversicherung, In: Kerschbaumer, Judith/ Schroeder, Wolfgang (Hrsg.): Sozialstaat und demografischer Wandel. Herausforderungen für Arbeitsmarkt und Sozialversicherung, 1. Auflage, Wiesbaden, 2005

Hägele, M, Blümlein, N., Kleine, O.: Wirtschaftlichkeitsanalysen neuartiger Servicerobotik -Anwendungen und ihre Bedeutung für die Robotik Entwicklung. Eine Analyse der Frauenhofer_institute IPA und ISI im Auftrag des BMBF, München, 2011

Henzte, J., Kehres, E.: Kosten- und Leistungsrechnung in Krankenhäusern, 5. Auflage, Stuttgart, 2008

Sharkey, A., Sharkey, N.: Granny and the robots: ethical issues in robot care for the eldery, 2013

Zeitschriften

Gabriel, L.: - Der moralisch handelnde Roboter. Eine ethische Revolution?, Essay, 2017

Glodny, S.: Migration und Pflege, Public Health Forum, Heft 61, 2008

Osthoff, I.: Managemen von Personal 2. Studienbrief der Hamburger Fern-Hochschule, 2013

o. V.: Bundesinstitut für Bevölkerungsforschung. Fakten- Trends- Ursachen- Erwartungen – Wiesbaden 2004, S. 14

o. V.: Hamburger Abendblatt (02/2017): Wissen, Nr. 45

o. V.: Pflegekammer Niedersachen: Bericht zur Lage der Pflegefachberufe 2018, 2018

Pötzsch, O.: Aktueller Geburtenanstieg und seine Potentiale – Destatis, Wiesbaden 2018

Ritter, H., Heeren, J.: Stets zu Diensten - Forschung SPEZIAL Demografie, 2013

Schwarz, K.: Kinderzahl der Frauen der Geburtsjahrgänge 1865-1955. In: Zeitschrift für Bevölkerungswissenschaft, 17. Jahrgang, Heft 1-2/1991

Sudy, R.: Science Fiction oder Realität? – Das österreichische Gesundheitswesen, ÖKZ, 2013

Internetquellen

Fischer, M.: Interdisciplinary technology assessment of service robots: the psychological/work science perspective, 2012 unter:
https://link.springer.com/content/pdf/10.1007%2Fs10202-012-0113-6.pdf, Aufruf am 29.01.2019

Fischinger, D.: Hobbit – The Mutual Care Robot, 2013, unter:
http://hobbit.acin.tuwien.ac.at/publications/IROS_Hobbit_The_mutual_care_robot.pdf, Aufruf am 17.01.2019

Glende, S., Klemcke, S., Nedopil, C.: Risiken der Robotikakzeptanz – Identifikation und Entwicklung von Lösungsansätzen, 2013, unter:
https://www.youse.de/documents/nYOUSE/YOUSE_Vortrag_WUD_2013.pdf, Aufruf am 31.01.2019

Hansen, M.: Lohngerechtigkeit – Studien belegen, dass unfaire Bezahlung krank macht, 28.05.2018, unter:
https://onlinemarketing.de/jobs/artikel/lohngerechtigkeit-studien-belegen-dass-unfaire-bezahlung-krank-macht, Aufruf am 15.01.2019

Heinz R., S.: CNE.Fortbildungen – Rechtliche Aspekte der Pflegedokumentation, 2010, unter:
https://www.thieme.de/statics/dokumente/thieme/final/de/dokumente/tw_pflege/le4_110_1- schutz.pdf, Aufruf am 15.01.2019

Krings, B.-J., Böhle, K., Decker, M., Nierling, L., Schneider, C.: I TA-Monitoring. „Serviceroboter in Pflegearrangements", 2012, unter: http://www.itas.kit.edu/pub/v/2012/epp/krua12-pre01.pdf, Aufruf am 30.01.2019

Michel, N.: Gesundheitsmanagement24 -Definition Stress, Stressbelastungen und Stressmanagement, unter: https://www.gesundheitsmanagement24.de/praxiswissen-gesundheitsmanagement/stress-definition-i-stressmanagement-i-stressbelastungen/, Aufruf am 15.01.2019

o. V.: Ärzte Zeitung: Doppelt so viele ausländische Pflegekräfte wie noch 2013, 2018, unter: https://www.aerztezeitung.de/politik_gesellschaft/pflege/article/965109/personal-doppelt-viele-auslaendische-pflegekraefte-noch-2013.html, Aufruf am 24.01.2019

o. V.: Bank für Sozialwirtschaft: Nachqualifizierung ausländischer Pflegekräfte: So geht's, 2017, unter: https://www.sozialbank.de/expertise/publikationen/bfs-trendinfo/12-17/bfs-trendinfo-12-17-01.html, Aufruf am 24.01.2019

o. V.: Bibliomed Pflege: Ärzte kritisieren Akademisierung der Pflege, 2018, unter: https://www.bibliomed-pflege.de/alle-news/detailansicht/35775-aerzte-kritisieren-akademisierung-in-der-pflege/, Aufruf am 24.01.2019

o. V.: Boston Dynamics: The World's Most Dynamic Humanoid, unter: https://www.bostondynamics.com/atlas, Aufruf am 30.01.2019

o. V.: Bundesagentur für Arbeit: Pflegefachkräfte, unter: https://www.arbeitsagentur.de/unternehmen/arbeitskraefte/pflegefachkraefte, Aufruf am 24.01.2019

o. V.: Bundesanstalt für Arbeitsschutz und Arbeitsmedizin: Arbeit in der Pflege – Arbeit am Limit?, 2014, unter: https://www.baua.de/DE/Angebote/Publikationen/Fakten/BIBB-BAuA-10.pdf?__blob=publicationFile&v=6, Aufruf am 15.01.2019

o. V.: Bundesanstalt für Finanzdienstleistungsaufsicht: Merkblatt Finanzierungsleasing, 2009, unter: https://www.bafin.de/SharedDocs/Veroeffentlichungen/DE/Merkblatt/mb_090119_tatbestand_finanzierungsleasing.html, Aufruf am 31.01.2019

Literaturverzeichnis

o. V.: Bundesinstitut für Bau-, Stadt- und Raumforschung, Bildung, Gesundheit, Pflege - Auswirkungen des demographischen Wandelsauf die soziale Infrastruktur – Bonn 2011, unter: http://www.bbsr.bund.de/BBSR/DE/Veroeffentlichungen/BerichteKompakt/2011/DL_11_2011.p%20df?__blob=publicationFile&v=2%20, Aufruf am 15.09.2017

o. V.: Datenschutzbeauftragter-Info: Darum ist Datenschutz so wichtig!, 2011, unter: https://www.datenschutzbeauftragter-info.de/darum-ist-datenschutz-so-wichtig/, Aufruf am 31.01.2019

o. V.: DatenschutzFachmann.eu: Warum Datenschutz, 2017, unter: https://datenschutzfachmann.eu/warum-datenschutz/, vom 31.01.2019

o. V.: Demografie Portal des Bundes und Länder – Bevölkerungszahl in Deutschland, 1950-2060, unter: https://www.demografie-portal.de/SharedDocs/Informieren/DE/Zahlen Fakten/Bevoelkerungszahl.html, Aufruf vom 13.01.2019

o. V.: Deutsches Krankenhaus Institut: Krankenhaus Barometer 2016, unter: https://www.dki.de/sites/default/files/downloads/2016_12_19_kh_barometer_final.pdf, Aufruf am 13.01.2019

o. V.: Destatis – Statistisches Bundesamt: Projektionen des Personalbedarfs und -angebots in Pflegeberufen bis 2025, unter: https://www.destatis.de/DE/Publikationen/WirtschaftStatistik/Gesundheitswesen/ProjektionPersonalbedarf1 12010.pdf?__blob=publicationFile, Aufruf am 12.01.2019

o. V.: Destatis - Statistisches Bundesamt: Pflegestatistik 2017, unter: https://www.destatis.de/DE/Publikationen/Thematisch/Gesundheit/Pflege/LaenderPflegebeduerftige5224002179004.pdf?__blob=publicationFile, Aufruf am 12.01.2019

o. V.: Gablers Wirtschaftslexikon: Wirtschaftlichkeitsprinzip, unter: https://wirtschaftslexikon.gabler.de/definition/wirtschaftlichkeitsprinzip-48143/version-271401, Aufruf am 31.01.2019

o. V.: Gesetzliche Unfallversicherung: Belastungen in der Pflege, 2007, unter: https://www.beim-pflegen-gesund-bleiben.de/wp-content/uploads/2011/11/GUV-I-8608-Belastungen-bei-der-Pflege.pdf, Aufruf am 15.01.2019

o. V.: Glende, S., Klemcke, S., Nedopil, C.: Risiken der Robotikakzeptanz – Identifikation und Entwicklung von Lösungsansätzen, 2013, unter: https://www.youse.de/documents/nYOUSE/YOUSF._Vortrag_WUD_2013.pdf, Aufruf am 31.01.2019

o. V.: Hanson Robotics. Hi, I am Sophia..., unter: https://www.hansonrobotics.com/sophia/, Aufruf am 30.01.2019

o. V.: inqa.de: Zeitdruck in der Pflege reduzieren, 2010, unter: https://www.inqa.de/SharedDocs/PDFs/DE/Publikationen/pflege-hh1-zeitdruck.pdf?__blob=publicationFile, Aufruf am 15.01.2019

o. V.: International Federation of Robotics: Service Robots, 2018, unter: https://www.ifr.org/service-robots/, Aufruf am 20.01.2019

o. V.: Kuka: Automatisierung in der Automobilindustrie, unter: https://www.kuka.com/de-de/branchen/automobilindustrie, Aufruf am 26.01.2019

o. V.: krm-media: EINE SKYPE-THERAPIE HILFT SCHLAGANFALLPATIENTEN MIT SPRACHSTÖRUNGEN, unter: https://www.cityblick24.de/index.php/gesundheit/schlaganfall/3581-eine-skype-therapie-hilft-schlaganfallpatienten-mit-sprachstoerungen, Aufruf am 30.01.2019

o. V.: Netzwerk-IQ: Förderprogramm „Integration durch Qualifikation" (IQ), unter: https://www.netzwerk-iq.de/foerderprogramm-iq/programmuebersicht.html, Aufruf am 24.01.2019

o. V.: Population Pyramid – Bevölkerungspyramiden der Welt: Deutschland 2018, unter: https://www.populationpyramid.net/de/deutschland/2018/, Aufruf am 13.01.2019

o. V.: Robert Koch Institut: Gesundheitsberichterstattung des Bundes. Gemeinsam getragen vom RKI und Destatis. Welche Auswirkungen hat der demografische Wandel auf Gesundheit und Gesundheitsversorgung?, 2015 unter: https://www.rki.de/DE/Content/Gesundheitsmonitoring/Gesundheitsberichterstattung/GBEDownloadsGiD/2015/09_gesundheit_in_deutschland.pdf?__blob=publicationFile, Aufruf am 24.01.2019

o. V.: Robots.com: The History and Benefits of Industrial Robots, 2012, unter: https://www.robots.com/robot-education.php?page=benefits+of+industrial+robots, Aufruf am 26.01.2019

o. V.: Semvox: Sprachsteuerung & Dialogsysteme für Roboter, unter: https://www.semvox.de/branchenloesungen/robotik/, Aufruf am 30.01.2019

o. V.: STB-WEB: Bürokratie macht krank – 2017, unter: https://www.stb-web.de/news/article.php/id/12351, Aufruf am 14.01.2019

Literaturverzeichnis

o. V.: Universität Bremen: Imagekampagne für Pflegeberufe auf Grundlage empirisch gesicherter Daten - Einstellungen von Schüler/innen zur möglichen Ergreifung eines Pflegeberufes, unter:
https://www.pflege-ndz.de/files/content-asset/pdf-downloads/projekte/imagekampagne-pflegeberufe/Image_Abschlussbericht-Endfassung.pdf, Aufruf am 13.01.2019

o. V.: Verbraucherzentrale: Ausländische Betreuungskräfte - wie geht das legal?, 2018, unter:
https://www.verbraucherzentrale.de/wissen/gesundheit-pflege/pflege-zuhause/auslaendische-betreuungskraefte-wie-geht-das-legal-10601, Aufruf am 24.01.2019

o. V.: Welt: Roboter in der Pflege? Bisher nur eine gefährliche Illusion, 2018, unter:
https://www.welt.de/wirtschaft/article178935030/Pflegenotstand-Warum-Roboter-das-Problem-vorerst-nicht-loesen-werden.html, Aufruf am 31.01.2019

o. V.: Zeit: Roboter übernehmen mehr Arbeit, 2017, unter:
https://www.zeit.de/arbeit/2017-12/arbeitswelt-automatisierung-arbeit-mckinsey-global-institute-studie-maschinen, Aufruf am 30.01.2019

o. V.: . Zukunftsinstitut: Senior Robots: Die Pflege-Maschinen, 2018, unter:
https://www.zukunftsinstitut.de/artikel/technologie/senior-robots-die-pflege-maschinen/, Aufruf am 31.01.2019

Pupo Almaguer, C.: Hilfe in der Pflege: Roboter „Pepper" stellt sich vor, 2018, unter: https://www.mdr.de/wissen/pflegeroboter-pepper-100.html, Aufruf am 26.01.2019

Schäfer-Walkmann, S.: Stress in der Pflegearbeit – anregend oder aufregend?, 2007, unter:
https://www.stmas.bayern.de/imperia/md/content/stmas/stmas_internet/pflege/dokumentation/ftdw-schaefer.pdf, Aufruf am 15.01.2019

Voos, D.: Cortisol: Das Stresshormon – Apotheken Umschau, 2017, unter:
https://www.apotheken-umschau.de/laborwerte/cortisol, Aufruf am 15.01.2019

Wallenfells, M.: Ärzte-Zeitung – Zeitfresser Dokumentation, 2015, unter:
https://www.aerztezeitung.de/praxis_wirtschaft/klinikmanagement/article/882054/kliniken-zeitfresser-dokumentation.html, Aufruf am 15.01.2019

Gesetze

PflGB: § 67

Endnotenverzeichnis

1. Vgl. Blanke, B.: Krankheit und Geheimwohl – Gesundheitspolitik zwischen Staat, Sozialversicherung und Medizin, 1. Auflage, Opladen 1994, S. 360 ff.
2. Vgl. Blanke, B.: Krankheit und Geheimwohl – Gesundheitspolitik zwischen Staat, Sozialversicherung und Medizin, 1. Auflage, Opladen 1994, S. 360 ff.
3. Vgl. Weber, M.: 50 Fragen zur sogenannten Überlastungsanzeige in Pflegeeinrichtungen, 1. Auflage, Hannover 2011, S. 19 f.
4. Vgl. Schmidbauer, W.: Pflegenotstand – Das Ende der Menschlichkeit, 2. Auflage, Hamburg 1992, S. 51 ff.
5. Vgl. Destatis – Statistisches Bundesamt: Projektionen des Personalbedarfs und -angebots in Pflegeberufen bis 2025, unter: https://www.destatis.de/DE/Publikationen/WirtschaftStatistik/Gesundheitswesen/ProjektionPersonalbedarf112010.pdf?__blob=publicationFile, vom 12.01.2019
6. Vgl. Destatis - Statistisches Bundesamt: Pflegestatistik 2017, unter: https://www.destatis.de/DE/Publikationen/Thematisch/Gesundheit/Pflege/LaenderPflegebeduerftige5224002179004.pdf?__blob=publicationFile, vom 12.01.2019
7. Vgl. Kuzler, G.: Bibliothek der dritten Lebensphasen, 1. Auflage, Berlin/Boston 2014, S. 2
8. Vgl. Kuzler, G.: Bibliothek der dritten Lebensphasen, 1. Auflage, Berlin/Boston 2014, S. 2
9. Vgl. Bundesinstitut für Bau-, Stadt- und Raumforschung, Bildung, Gesundheit, Pflege: Auswirkungen des demographischen Wandels auf die soziale Infrastruktur – Bonn 2011, S. 3 unter: http://www.bbsr.bund.de/BBSR/DE/Veroeffentlichungen/BerichteKompakt/2011/DL_11_2011.p%20df?__blob=publicationFile&v=2%20 vom 15.09.2017
10. Schwarz, K.: Kinderzahl der Frauen der Geburtsjahrgänge 1865-1955. In: Zeitschrift für Bevölkerungswissenschaft, 17. Jahrgang, Heft 1-2/1991, S. 149-157, hier: S. 149
11. Vgl. Bundesinstitut für Bevölkerungsforschung: Fakten- Trends- Ursachen- Erwartungen – Wiesbaden 2004, S. 14
12. Vgl. Pötzsch, O.: Aktueller Geburtenanstieg und seine Potentiale – Destatis, Wiesbaden 2018
13. Vgl. Fasshauer, S.: Die Folgen des demographischen Wandels für die gesetzliche Rentenversicherung, In: Kerschbaumer, Judith/ Schroeder, Wolfgang (Hrsg.): Sozialstaat und demografischer Wandel. Herausforderungen für Arbeitsmarkt und Sozialversicherung, 1. Auflage, Wiesbaden, S. 69

14 Vgl. Watson, R.: 50 Schlüsselideen der Zukunft. Demographischer Wandel, 1. Auflage, Berlin/Heidelberg, S. 36

15 Vgl. Hamburger Abendblatt: Wissen, Ausgabe 02/2017, Nr. 45, S. 20

16 Vgl. Population Pyramid – Bevölkerungspyramiden der Welt: Deutschland 2018, unter: https://www.populationpyramid.net/de/deutschland/2018/, vom 13.01.2019

17 Vgl. Demografie Portal des Bundes und Länder: Bevölkerungszahl in Deutschland, 1950-2060, unter: https://www.demografie-portal.de/SharedDocs/Informieren/DE/Zahlen Fakten/Bevoelkerungszahl.html, vom 13.01.2019

18 Vgl. Simon. M.: Gesundheitspolitische und ökonomische Rahmenbedingungen in der Pflege, 1. Auflage, München 2011, S. 246

19 Vgl. Simon. M.: Gesundheitspolitische und ökonomische Rahmenbedingungen in der Pflege, 1. Auflage, München 2011, S. 39

20 Vgl. Deutsches Krankenhaus Institut: Krankenhaus Barometer 2016, unter: https://www.dki.de/sites/default/files/downloads/2016_12_19_kh_barometer_final.pdf, vom 13.01.2019

21 Vgl. Universität Bremen: Imagekampagne für Pflegeberufe auf Grundlage empirisch gesicherter Daten - Einstellungen von Schüler/innen zur möglichen Ergreifung eines Pflegeberufes, unter: https://www.pflege-ndz.de/files/content-asset/pdf-downloads/projekte/imagekampagne-pflegeberufe/Image_Abschlussbericht-Endfassung.pdf, vom 13.01.2019

22 Vgl. Universität Bremen: Imagekampagne für Pflegeberufe auf Grundlage empirisch gesicherter Daten - Einstellungen von Schüler/innen zur möglichen Ergreifung eines Pflegeberufes, unter: https://www.pflege-ndz.de/files/content-asset/pdf-downloads/projekte/imagekampagne-pflegeberufe/Image_Abschlussbericht-Endfassung.pdf, vom 13.01.2019

23 Vgl. Universität Bremen: Imagekampagne für Pflegeberufe auf Grundlage empirisch gesicherter Daten - Einstellungen von Schüler/innen zur möglichen Ergreifung eines Pflegeberufes, unter: https://www.pflege-ndz.de/files/content-asset/pdf-downloads/projekte/imagekampagne-pflegeberufe/Image_Abschlussbericht-Endfassung.pdf, vom 13.01.2019

24 Vgl. Universität Bremen: Imagekampagne für Pflegeberufe auf Grundlage empirisch gesicherter Daten - Einstellungen von Schüler/innen zur möglichen Ergreifung eines Pflegeberufes, unter: https://www.pflege-ndz.de/files/content-asset/pdf-downloads/projekte/imagekampagne-pflegeberufe/Image_Abschlussbericht-Endfassung.pdf, vom 13.01.2019

[25] Vgl. Universität Bremen: Imagekampagne für Pflegeberufe auf Grundlage empirisch gesicherter Daten - Einstellungen von Schüler/innen zur möglichen Ergreifung eines Pflegeberufes, unter:
https://www.pflege-ndz.de/files/content-asset/pdf-downloads/projekte/imagekampagne-pflegeberufe/Image_Abschlussbericht-Endfassung.pdf, vom 13.01.2019

[26] Vgl. Universität Bremen: Imagekampagne für Pflegeberufe auf Grundlage empirisch gesicherter Daten - Einstellungen von Schüler/innen zur möglichen Ergreifung eines Pflegeberufes, unter:
https://www.pflege-ndz.de/files/content-asset/pdf-downloads/projekte/imagekampagne-pflegeberufe/Image_Abschlussbericht-Endfassung.pdf, vom 13.01.2019

[27] Vgl. Bundesanstalt für Arbeitsschutz und Arbeitsmedizin: Arbeit in der Pflege – Arbeit am Limit?, 2014, unter:
https://www.baua.de/DE/Angebote/Publikationen/Fakten/BIBB-BAuA-10.pdf?__blob=publicationFile&v=6, vom 15.01.2019

[28] Vgl. Bundesanstalt für Arbeitsschutz und Arbeitsmedizin: Arbeit in der Pflege – Arbeit am Limit?, 2014, unter:
https://www.baua.de/DE/Angebote/Publikationen/Fakten/BIBB-BAuA-10.pdf?__blob=publicationFile&v=6, vom 15.01.2019

[29] Vgl. Gesetzliche Unfallversicherung: Belastungen in der Pflege, 2007, unter:
https://www.beim-pflegen-gesund-bleiben.de/wp-content/uploads/2011/11/GUV-I-8608-Belastungen-bei-der-Pflege.pdf, vom 15.01.2019

[30] Vgl. Bundesanstalt für Arbeitsschutz und Arbeitsmedizin: Arbeit in der Pflege – Arbeit am Limit?, 2014, unter:
https://www.baua.de/DE/Angebote/Publikationen/Fakten/BIBB-BAuA-10.pdf?__blob=publicationFile&v=6, vom 15.01.2019

[31] Vgl. Hansen, M.: Lohngerechtigkeit – Studien belegen, dass unfaire Bezahlung krank macht, 28.05.2018, unter:
https://onlinemarketing.de/jobs/artikel/lohngerechtigkeit-studien-belegen-dass-unfaire-bezahlung-krank-macht, vom 15.01.2019

[32] Vgl. Hansen, M.: Lohngerechtigkeit – Studien belegen, dass unfaire Bezahlung krank macht, 28.05.2018, unter: https://onlinemarketing.de/jobs/artikel/lohngerechtigkeit-studien-belegen-dass-unfaire-bezahlung-krank-macht, vom 15.01.2019

[33] Vgl. Gesetzliche Unfallversicherung: Belastungen in der Pflege, 2007, unter:
https://www.beim-pflegen-gesund-bleiben.de/wp-content/uploads/2011/11/GUV-I-8608-Belastungen-bei-der-Pflege.pdf, vom 15.01.2019

[34] Vgl. Bundesanstalt für Arbeitsschutz und Arbeitsmedizin: Arbeit in der Pflege – Arbeit am Limit?, 2014, unter:

	https://www.baua.de/DE/Angebote/Publikationen/Fakten/BIBB-BAuA-10.pdf?__blob=publicationFile&v=6, vom 15.01.2019
35	Vgl. STB-WEB: Bürokratie macht krank – 2017, unter: https://www.stb-web.de/news/article.php/id/12351, vom 14.01.2019
36	Vgl. Heinz R., S.: CNE.Fortbildungen – Rechtliche Aspekte der Pflegedokumentation, unter: https://www.thieme.de/statics/dokumente/thieme/final/de/dokumente/tw_pflege/le4_110_1- schutz.pdf, vom 15.01.2019
37	Vgl. Wallenfells, M.: Ärzte-Zeitung – Zeitfresser Dokumentation, 2015, unter: https://www.aerztezeitung.de/praxis_wirtschaft/klinikmanagement/article/882054/kliniken-zeitfresser-dokumentation.html, vom 15.01.2019
38	Vgl. inqa.de: Zeitdruck in der Pflege reduzieren, 2010, unter: https://www.inqa.de/SharedDocs/PDFs/DE/Publikationen/pflege-hh1-zeitdruck.pdf?__blob=publicationFile, vom 15.01.2019
39	Vgl. Michel, N.: Gesundheitsmanagement24 -Definition Stress, Stressbelastungen und Stressmanagement, unter: https://www.gesundheitsmanagement24.de/praxiswissen-gesundheitsmanagement/stress-definition-i-stressmanagement-i-stressbelastungen/, vom 15.01.2019
40	Vgl. Schäfer-Walkmann, S.: Stress in der Pflegearbeit – anregend oder aufregend?, 2007, unter: https://www.stmas.bayern.de/imperia/md/content/stmas/stmas_internet/pflege/dokumentation/ftdw-schaefer.pdf, vom 15.01.2019
41	Vgl. Voos, D.: Cortisol: Das Stresshormon – Apotheken Umschau, 2017, unter: https://www.apotheken-umschau.de/laborwerte/cortisol, vom 15.01.2019
42	Vgl. Osthoff, I.: Managemen von Personal 2. Studienbrief der Hamburger Fern-Hochschule, 2013
43	Vgl. ÄrzteZeitung: Doppelt so viele ausländische Pflegekräfte wie noch 2013, 2018, unter: https://www.aerztezeitung.de/politik_gesellschaft/pflege/article/965109/personal-doppelt-viele-auslaendische-pflegekraefte-noch-2013.html, vom 24.01.2019
44	Vgl. Bundesagentur für Arbeit: Pflegefachkräfte, unter: https://www.arbeitsagentur.de/unternehmen/arbeitskraefte/pflegefachkraefte, vom 24.01.2019
45	Vgl. Bank für Sozialwirtschaft: Nachqualifizierung ausländischer Pflegekräfte: So geht's, 2017, unter: https://www.sozialbank.de/expertise/publikationen/bfs-trendinfo/12-17/bfs-trendinfo-12-17-01.html, vom 24.01.2019

46 Vgl. Netzwerk-IQ: Förderprogramm „Integration durch Qualifikation" (IQ), unter: https://www.netzwerk-iq.de/foerderprogramm-iq/programmuebersicht.html, vom 24.01.2019

47 Vgl. Verbraucherzentrale: Ausländische Betreuungskräfte - wie geht das legal?, 2018, unter: https://www.verbraucherzentrale.de/wissen/gesundheit-pflege/pflege-zuhause/auslaendische-betreuungskraefte-wie-geht-das-legal-10601, vom 24.01.2019

48 Vgl. Glodny, S.: Migration und Pflege, Public Health Forum, Heft 61, 2008

49 Vgl. McCormack, B: Praxisentwicklung in der Pflege, Bern, 2009, S. 39 f.

50 Vgl. Robert Koch Institut: Gesundheitsberichterstattung des Bundes. Gemeinsam getragen vom RKI und Destatis. Welche Auswirkungen hat der demografische Wandel auf Gesundheit und Gesundheitsversorgung?, 2015 unter: https://www.rki.de/DE/Content/Gesundheitsmonitoring/Gesundheitsberichterstattung/GBEDownloadsGiD/2015/09_gesundheit_in_deutschland.pdf?__blob=publicationFile, vom 24.01.2019

51 Vgl. Lademann, J.: Primärqualifizierende Pflegestudiengänge in Deutschland – eine Übersicht über Studienstrukturen, -ziele und -inhalte. Pflege und Gesellschaft, 2016, S. 330 ff.

52 Vgl. PflGB, 2017

53 Vgl. PflGB, 2017 § 67

54 Vgl. Darmann-Finck, I., Reuschenbach, B.: Pflegereport 2018 - Qualität und Qualifikation: Schwerpunkt Akademisierung der Pflege, 2018, S164 f.

55 Vgl. Aiken, L. H.: Nursing skill mix in European hospitals: cross-sectional study of the association with mortality, patient ratings, and quality of care, 2017, S. 559 ff.

56 Vgl. Pflegekammer Niedersachen: Bericht zur Lage der Pflegefachberufe 2018, 2018

57 Vgl. Bibliomed Pflege: Ärzte kritisieren Akademisierung der Pflege, 2018, unter: https://www.bibliomed-pflege.de/alle-news/detailansicht/35775-aerzte-kritisieren-akademisierung-in-der-pflege/, vom 24.01.2019

58 Vgl. Fischinger, D.: Hobbit – The Mutual Care Robot, 2013, unter: http://hobbit.acin.tuwien.ac.at/publications/IROS_Hobbit_The_mutual_care_robot.pdf, vom 17.01.2019

59 Vgl. Sudy, R.: Science Fiction oder Realität? – Das österreichische Gesundheitswesen, ÖKZ, 2013, S. 54 ff.

60   Vgl. Becker, H.: Robotik in Betreuung und Gesundheitsversorgung, Zürich, 2013, S.17 f.
61   Vgl. Stampfl, N., S.: Die Zukunft der Dienstleistungsökonomie. Momentaufnahmen und Perspektiven, Berlin, 2011, S. 140
62   Vgl. Gates, B.: A robot in every home. Scientific America, 2007, S. 62 f.
63   Vgl. Stampfl, N., S.: Die Zukunft der Dienstleistungsökonomie. Momentaufnahmen und Perspektiven, Berlin, 2011, S. 140
64   Vgl. Robots.com: The History and Benefits of Industrial Robots, 2012, unter: https://www.robots.com/robot-education.php?page=benefits+of+industrial+robots, vom 26.01.2019
65   Vgl. Kuka: Automatisierung in der Automobilindustrie, unter: https://www.kuka.com/de-de/branchen/automobilindustrie, vom 26.01.2019
66   Vgl. Kuka: Die Kuka Geschichte, unter: https://www.kuka.com/de-de/%C3%BCber-kuka/geschichte, vom 26.01.2019
67   International Federation of Robotics: Service Robots, 2018, unter: https://www.ifr.org/service-robots/, vom 20.01.2019
68   Vgl. Decker, M.: Service-Roboter im Blick der Technikfolgenabschätzung – Theorie und Praxis, 2011, S. 76 ff.
69   Vgl. Becker, H.: Robotik in Betreuung und Gesundheitsversorgung, Zürich, 2013, S. 17
70   Vgl. Lohse, M.: Nutzerfreundliche Mensch-Roboter-Interaktion: Kriterien für die Gestaltung von Personal Service Robots, Saarbrücken, 2012, S. 53 f.
71   Vgl. International Federation of Robotics: World Robotics – Service Robots Report 2018, 2018, unter: https://ifr.org/ifr-press-releases/news/service-robots-global-sales-value-up-39-percent, vom 20.01.2019
72   Vgl. van Wynsberghe, A.: Designing of Robots for Care - Care Centered Value-Sensitive Design, 2013, S. 409 ff.
73   Vallor, S.: Carebots and caregivers: Sustaining the Ethical Ideal of Care in the Twenty-First Centrury, 2011, S. 252 ff.
74   Vgl. Hägele, M., Blümlein, N., Kleine, O.: Wirtschaftlichkeitsanalysen neuartiger Servicerobotik -Anwendungen und ihre Bedeutung für die Robotik Entwicklung. Eine Analyse der Frauenhofer_institute IPA und ISI im Auftrag des BMBF, München, 2011, S. 110
75   Vgl. Stampfl, N.: Die Zukunft der Dienstleistungsökonomie – Momentaufnahmen und Perspektiven, Berlin-Heidelberg, (2011), S. 142
76   Vgl. Sharkey, A., Sharkey, N.: Granny and the robots: ethical issues in robot care for the eldery, 2013, S. 21

77 Dahl, T. S., Boulus, M. N.: Robots in Health and Social Care: A Complementary Technology to Home Care and Telehealthcare?, 2013, S. 4 ff.

78 Vgl. Pupo Almaguer, C.: Hilfe in der Pflege: Roboter „Pepper" stellt sich vor, 2018, unter: https://www.mdr.de/wissen/pflegeroboter-pepper-100.html, vom 26.01.2019

79 Vgl. Pupo Almaguer, C.: Hilfe in der Pflege: Roboter „Pepper" stellt sich vor, 2018, unter: https://www.mdr.de/wissen/pflegeroboter-pepper-100.html, vom 26.01.2019

80 Vgl. Stampfl, N., S.: Die Zukunft der Dienstleistungsökonomie. Momentaufnahmen und Perspektiven, Berlin, 2011, S. 140

81 Vgl. Decker, M.: Service-Roboter im Blick der Technikfolgenabschätzung – Theorie und Praxis, 2011, S. 26

82 Vgl. Decker, M.: Service-Roboter im Blick der Technikfolgenabschätzung – Theorie und Praxis, 2011, S. 73

83 Vgl. Lohse, M.: Nutzerfreundliche Mensch-Roboter-Interkation: Kriterien für die Gestaltung von Personal Service Robots, Saarbrücken, 2012, S. 10

84 Vgl. Hägele, M., Blümlein, N., Kleine, O.: Wirtschaftlichkeitsanalysen neuartiger Servicerobotik -Anwendungen und ihre Bedeutung für die Robotik Entwicklung. Eine Analyse der Frauenhofer_institute IPA und ISI im Auftrag des BMBF, München, 2011, S. 11

85 Vgl. Becker, H., Scheermesser, M.: Robitik in Betreuung und Gesundheitsversorgung, Zürich, 2013, S. 73

86 Vgl. Lohse, M.: Nutzerfreundliche Mensch-Roboter-Interkation: Kriterien für die Gestaltung von Personal Service Robots, Saarbrücken, 2012, S. 26

87 Vgl. Lohse, M.: Nutzerfreundliche Mensch-Roboter-Interkation: Kriterien für die Gestaltung von Personal Service Robots, Saarbrücken, 2012, S. 8

88 Vgl. International Robotic Federation: Press Release - Service robots – global sales value up 39 percent, 2018, unter: https://ifr.org/ifr-press-releases/news/service-robots-global-sales-value-up-39-percent, vom 29.01.2019

89 Vgl. Lohse, M.: Nutzerfreundliche Mensch-Roboter-Interkation: Kriterien für die Gestaltung von Personal Service Robots, Saarbrücken, 2012, S. 20

90 Vgl. Lohse, M.: Nutzerfreundliche Mensch-Roboter-Interkation: Kriterien für die Gestaltung von Personal Service Robots, Saarbrücken, 2012, S. 31 ff.

91 Vgl. Lohse, M: Nutzerfreundliche Mensch-Roboter-Interkation: Kriterien für die Gestaltung von Personal Service Robots, Saarbrücken, 2012, S. 19

92 Vgl. Fischer, M.: Interdisciplinary technology assessment of service robots: the psychological/work science perspective, 2012 unter:

	https://link.springer.com/content/pdf/10.1007%2Fs10202-012-0113-6.pdf, vom 29.01.2019
93	Vgl. Fischer, M.: Interdisciplinary technology assessment of service robots: the psychological/work science perspective, 2012 unter: https://link.springer.com/content/pdf/10.1007%2Fs10202-012-0113-6.pdf, vom 29.01.2019
94	Vgl. Lohse, M.: Nutzerfreundliche Mensch-Roboter-Interaktion: Kriterien für die Gestaltung von Personal Service Robots, Saarbrücken, 2012, S. 16 f.
95	Vgl. Stampfl, N., S.: Die Zukunft der Dienstleistungsökonomie. Momentaufnahmen und Perspektiven, Berlin, 2011, S. 143
96	Vgl. Lohse, M.: Nutzerfreundliche Mensch-Roboter-Interaktion: Kriterien für die Gestaltung von Personal Service Robots, Saarbrücken, 2012, S. 77
97	Vgl. Ritter, H., Heeren, J.: Stets zu Diensten - Forschung SPEZIAL Demografie, 2013, S. 53
98	Vgl. Stampfl, N., S.: Die Zukunft der Dienstleistungsökonomie. Momentaufnahmen und Perspektiven, Berlin, 2011, S. 25
99	Vgl. Decker, M.: Service-Roboter im Blick der Technikfolgenabschätzung – Theorie und Praxis, 2011, S. 79
100	Vgl. Aschauer, G.: Heimhilfe. Praxisleitfaden für die mobile Bereuung zuhause, Wien, 2012, S. 25
101	Vgl. Gates, B.: A robot in every home. Scientific America, 2007, S. 63
102	Vgl. Semvox: Sprachsteuerung & Dialogsysteme für Roboter, unter: https://www.semvox.de/branchenloesungen/robotik/, vom 30.01.2019
103	Vgl. Fischer M.: Interdisciplinary technology assessment of service robots: the psychological/work science perspective, 2012 unter: https://link.springer.com/content/pdf/10.1007%2Fs10202-012-0113-6.pdf, vom 29.01.2019
104	Vgl. Becker, H.: Robotik in Betreuung und Gesundheitsversorgung, Zürich, 2013, S. 45
105	Vgl. Gates, B.: A robot in every home. Scientific America, 2007, S. 65
106	Vgl. Lohse, M.: Nutzerfreundliche Mensch-Roboter-Interaktion: Kriterien für die Gestaltung von Personal Service Robots, Saarbrücken, 2012, S. 48 f.
107	Vgl. Meyer, S.: Mein Freund der Roboter. Servicerobotik für ältere Menschen – eine Antwort auf den demografischen Wandel?, Berlin, 2011, S. 108
108	Vgl. Hanson Robotics. Hi, I am Sophia..., unter: https://www.hansonrobotics.com/sophia/, vom 30.01.2019
109	Vgl. Meyer, S.: Mein Freund der Roboter. Servicerobotik für ältere Menschen – eine Antwort auf den demografischen Wandel?, Berlin, 2011, S. 109

[110] Decker, M.: Service robotics: do you know your new companion? Framing an interdisciplinary technology assessment, 2012, unter: https://link.springer.com/content/pdf/10.1007%2Fs10202-011-0098-6.pdf, vom 30.01.2019

[111] Vgl. Meyer, S.: Mein Freund der Roboter. Servicerobotik für ältere Menschen – eine Antwort auf den demografischen Wandel?, Berlin, 2011, S. 74

[112] Vgl. Fischer M.: Interdisciplinary technology assessment of service robots: the psychological/work science perspective, 2012, unter: https://link.springer.com/content/pdf/10.1007%2Fs10202-012-0113-6.pdf, vom 29.01.2019

[113] Vgl. Boston Dynamics: The World's Most Dynamic Humanoid, unter: https://www.bostondynamics.com/atlas, vom 30.01.2019

[114] Vgl. Becker, H.: Robotik in Betreuung und Gesundheitsversorgung, Zürich, 2013, S. 20

[115] Vgl. Hägele, M, Blümlein, N., Kleine, O.: Wirtschaftlichkeitsanalysen neuartiger Servicerobotik -Anwendungen und ihre Bedeutung für die Robotik Entwicklung. Eine Analyse der Frauenhoferinstitute IPA und ISI im Auftrag des BMBF, München, 2011, S. 350 ff.

[116] Vgl. Becker, H.: Robotik in Betreuung und Gesundheitsversorgung, Zürich, 2013, S. 47

[117] Vgl. Ertl, R., Kratzer, U., Aistleithner, R.: Hauskrankenpflege. wissen-planen-umsetzen, Wien, 2011, S. 9

[118] Vgl. Krings, B.-J., Bo¨hle, K., Decker, M., Nierling, L., Schneider, C.: I TA-Monitoring. „Serviceroboter in Pflegearrangements", 2012, unter: http://www.itas.kit.edu/pub/v/2012/epp/krua12-pre01.pdf, vom 30.01.2019

[119] Vgl. Fischer, M.: Interdisciplinary technology assessment of service robots: the psychological/work science perspective, 2012 unter: https://link.springer.com/content/pdf/10.1007%2Fs10202-012-0113-6.pdf, vom 29.01.2019

[120] Vgl. Decker, M.: Service-Roboter im Blick der Technikfolgenabschätzung – Theorie und Praxis, 2011, S. 41

[121] Vgl. Oppenuer-Meerskraut, C.: Would a Virtual Butler Do a Good Job for Old People? Psychological Assistance, Berlin-Heidelberg, 2013, S. 13

[122] Vgl. krm-media: EINE SKYPE-THERAPIE HILFT SCHLAGANFALLPATIENTEN MIT SPRACHSTÖRUNGEN, unter: https://www.cityblick24.de/index.php/gesundheit/schlaganfall/3581-eine-skype-therapie-hilft-schlaganfallpatienten-mit-sprachstoerungen, vom 30.01.2019

[123] Vgl. Meyer, S.: Mein Freund der Roboter. Servicerobotik für ältere Menschen – eine Antwort auf den demografischen Wandel?, Berlin, 2011, S. 111

124 Vgl. Ertl, R., Kratzer, U., Aistleithner, R.: Hauskrankenpflege. wissen-planen-umsetzen, Wien, 2011, S. 92

125 Vgl. Zeit: Roboter übernehmen mehr Arbeit, 2017, unter: https://www.zeit.de/arbeit/2017-12/arbeitswelt-automatisierung-arbeit-mckinsey-global-institute-studie-maschinen, vom 30.01.2019

126 Vgl. Gabriel, L.: der moralisch handelnde Roboter. Eine ethische Revolution?, 2017, S. 3 f.

127 Vgl. Datenschutzbeauftragter-Info: Darum ist Datenschutz so wichtig!, 2011, unter: https://www.datenschutzbeauftragter-info.de/darum-ist-datenschutz-so-wichtig/, vom 31.01.2019

128 Vgl. DatenschutzFachmann.eu: Warum Datenschutz, 2017, unter: https://datenschutzfachmann.eu/warum-datenschutz/, vom 31.01.2019

129 Vgl. Glende, S., Klemcke, S., Nedopil, C.: Risiken der Robotikakzeptanz – Identifikation und Entwicklung von Lösungsansätzen, 2013, unter: https://www.youse.de/documents/nYOUSE/YOUSE_Vortrag_WUD_2013.pdf, vom 31.01.2019

130 Vgl. Glende, S., Klemcke, S., Nedopil, C.: Risiken der Robottikakzeptanz – Identifikation und Entwicklung von Lösungsansätzen, 2013, unter: https://www.youse.de/documents/nYOUSE/YOUSE_Vortrag_WUD_2013.pdf, vom 31.01.2019

131 Vgl. Meyer, S.: Mein Freund der Roboter. Servicerobotik für ältere Menschen – eine Antwort auf den demografischen Wandel?, Berlin, 2011, S. 112

132 Vgl. Krings, B.-J., Böhle, K., Decker, M., Nierling, L., Schneider, C.: I TA-Monitoring. „Serviceroboter in Pflegearrangements", 2012, unter: http://www.itas.kit.edu/pub/v/2012/epp/krua12-pre01.pdf, vom 30.01.2019

133 Vgl. Decker, M.: Service-Roboter im Blick der Technikfolgenabschätzung – Theorie und Praxis, 2011, S. 35

134 Vgl. Sharkey, A., Sharkey, N.: Granny and the robots: ethical issues in robot care for the eldery, 2013, S. 30

135 Vgl. Gablers Wirtschaftslexikon: Wirtschaftlichkeitsprinzip, unter: https://wirtschaftslexikon.gabler.de/definition/wirtschaftlichkeitsprinzip-48143/version-271401, vom 31.01.2019

136 Vgl. Henzte, J., Kehres, E.: Kosten- und Leistungsrechnung in Krankenhäusern, 5. Auflage, Stuttgart, 2008, S. 16 ff.

137 Vgl. Welt: Roboter in der Pflege? Bisher nur eine gefährliche Illusion, 2018, unter: https://www.welt.de/wirtschaft/article178935030/Pflegenotstand-Warum-Roboter-das-Problem-vorerst-nicht-loesen-werden.html, vom 31.01.2019

138 Vgl. Dahl, T. S., Boulus, M. N.: Robots in Health and Social Care: A Complementary Technology to Home Care and Telehealthcare?, 2013, S. 11

139 Vgl. Gates, B.: A robot in every home. Scientific America, 2007, S. 63

140 Vgl. Loidl, A.: Pflegeroboter in der stationären Altenpflege – Intelligente Technik zur Linderung des Pflegenotstandes?, Linz, 2018, S. 102 f.

141 Vgl. Glende, S., Klemcke, S., Nedopil, C.: Risiken der Robotikakzeptanz – Identifikation und Entwicklung von Lösungsansätzen, 2013, unter: https://www.youse.de/documents/nYOUSE/YOUSE_Vortrag_WUD_2013.pdf, vom 31.01.2019

142 Vgl. Bundesanstalt für Finanzdienstleistungsaufsicht: Merkblatt Finanzierungsleasing, 2009, unter: https://www.bafin.de/SharedDocs/Veroeffentlichungen/DE/Merkblatt/mb_090119_tatbestand_finanzierungsleasing.html, vom 31.01.2019

143 Vgl. Zukunftsinstitut: Senior Robots: Die Pflege-Maschinen, 2018, unter: https://www.zukunftsinstitut.de/artikel/technologie/senior-robots-die-pflege-maschinen/, vom 31.01.2019